Entrenamientos de fuerza
Descubre tu máximo potencial

Por

Alirio Vera Morales

Iván Fresneda

INTRODUCCIÓN

La primera vez que fui a entrenar en un gimnasio acabé en menos de una semana con más problemas que los que tenía antes de entrar.

Por aquel entonces yo tenía 17 años y era un chico relativamente delgado que había sido obeso durante la mayor parte de su niñez. Nunca me había sentido demasiado fuerte o demasiado bien parecido, y cuando comencé a entrenar quise lograrlo todo rápidamente. Quería tener músculos grandes pero no quería lucir redondo como sucede con muchos powerlifters; no quería verme como Hulk, pero quería poder mover un coche por mi cuenta si fuese necesario.

A lo que quiero llegar con todo esto es a explicar que yo tenía poca o ninguna claridad sobre lo que quería lograr con el entrenamiento. Sabía, porque me lo repetían en las revistas, en la televisión y en internet, que debía desarrollar mis capacidades y a la vez conseguir un cuerpo mejor; pero aún hoy, más de 10 años después de aquello, no sé si tengo claridad sobre lo que esas cosas significaban para mí entonces.

El primer resultado de esa falta de objetivos concretos se manifestó bastante pronto, a través de una lesión menor en el hombro, por entrenar el press militar en exceso y con una técnica deficiente. Y eso de "deficiente" lo digo de un modo más bien modesto, solo por ser amable conmigo mismo. Tuve que ausentarme de mi entrenamiento y acabé guardando un rencor –no del todo inmerecido- a mi entrenador, por no haberme advertido sobre la técnica correcta.

La segunda consecuencia de esa primera experiencia en el gimnasio, vendría a hacerse evidente alrededor de un mes después, cuando descubrí que había desarrollado estrías en los brazos y en las piernas por el exceso de peso en el entrenamiento.

De mi experiencia tan poco afortunada, que no es sino una más entre las historias de muchas personas que empiezan en los gimnasios, tan solo quiero rescatar 2 ideas que me parecen de vital importancia: la primera es que a pesar de nuestros buenos deseos, la verdad es que no podremos lograrlo todo a la vez con nuestro cuerpo; la segunda, que es consecuencia de la primera, es que debemos tener claridad de objetivos para saber hacia dónde enfocar realmente nuestros esfuerzos.

Muchas personas no logran entender todo esto, y comienzan sus planes de entrenamiento de fuerza aspirando a todo: músculos grandes, definidos y muy fuertes. En eso se sintetizan más o menos sus aspiraciones. Y aunque es verdad que el entrenamiento con pesas puede conseguir todo eso, también es cierto que hay reglas y procesos que se deben respetar.

En caso de que aún no lo sepas, en el entrenamiento muscular hay distintas etapas: los atletas que entrenan con pesas normalmente pasan primero por un período de volumen para crear hipertrofia y generar suficiente musculatura. Luego, cuando llega la hora de decidir qué hacer con todo esa masa extra, hay dos caminos por tomar: definirla con fines estéticos o usarla como trampolín para desarrollar nuestra fuerza al máximo.

Si has optado por el desarrollo de fuerza, no puedo hacer menos que felicitarte. Trabajar de este modo las capacidades de nuestros músculos tiene consecuencias increíbles para la salud y para la vida en general. No se trata simplemente de entrenar para mover trineos pesados en concursos, como muchos piensan.

Si entrenas la fuerza de manera adecuada, tal vez tú sí puedas mover tu coche por tu cuenta –en caso de que algún día lo necesites o quieras, claro- sin necesidad de verte como una montaña de músculos que asuste. Se trata de buscar un equilibrio, y empezar a trabajar desde ahí. Ahora bien, debes entender que no es algo fácil, ni mucho menos algo rápido.

Los powerlifters, los campeones de halterofilia, y básicamente cualquier atleta que entrene en deportes de fuerza puede dar fe de ello: entrenar la fuerza es un proceso de múltiples fases, donde tienes que medir tus capacidades, fijar tus metas y crear entrenamientos donde eleves tus retos cada día y cada semana un poco más. Y no hay faja, masaje o aparato milagrosos que re-emplacen ese viejo y efectivo proceso.

Porque hemos vivido en carne propia los avatares de no contar con la información precisa, en Entrenamiento hemos decidido preparar este libro para que sirva como guía para principiantes y como instrumento de expiación para todos aquellos atletas que hemos sufrido al empezar nuestros entrenamientos.

Algo que debes saber de entrada sobre este material, es que no contendrá soluciones mágicas, por el sencillo hecho de que estas no existen. Lo que proponemos es una enumeración de los conceptos y procesos básicos que necesitas saber para entrenar la fuerza. Si te animas a leerlo, encontrarás beneficios prácticos como los siguientes:

- **Claridad de objetivos**: te explicaremos de la manera más sencilla posible todo lo que se puede y lo que no se puede lograr con un entrenamiento de fuerza, de modo que puedas desprenderte de mitos, revisarte y crear metas claras de entrenamiento.

- **Teoría indispensable**: no hablamos de nada complicado. No nos detendremos a medir las propiedades químicas de distintos suplementos, ni mucho menos revisaremos manuales de máquinas de entrenamiento. Lo que haremos será dar un repaso por la teoría básica del entrenamiento de fuerza, con todos los conceptos que no solo deberías saber por conocimiento general, sino que usarás en tu día a día en el gimnasio.

- **Explicación detallada de ejercicios**: un problema

común entre quienes entrenan la fuerza es no conocer la técnica adecuada de ejercicios. En ocasiones, un ejemplo visual es suficiente para saber cómo hacer los movimientos; sin embargo, las explicaciones detalladas podrían salvarte de una lesión, y aquí las ofrecemos.

- **Ejemplos de rutinas de fuerza efectivas**: recomendamos solo lo mejor. Las rutinas de fuerza que proponemos han sido desarrolladas por profesionales con experiencia, y han sido puestas a prueba en gimnasios profesionales.

Si sientes que todas estas ideas se corresponden con lo que deseas lograr, tan solo resta desearte no mucha suerte, sino mucha disciplina y determinación.

ÍNDICE

CAPÍTULO 1.
15 RAZONES PARA INICIAR UN ENTRENAMIENTO DE FUERZA

Haz un ejercicio de memoria y transpórtate a la primera vez que pisaste una sala de gimnasio. Apostamos a que ese primer día te perdiste entre esa selva de bancos, barras, racks y atletas con aspecto rudo que tenían casi el doble de tamaño que tú. Casi con toda seguridad, esa primera semana no pasaste de algo de ejercicio en la bicicleta, sujetando tímidamente un par de mancuernas en algún rincón apartado.

Luego los días fueron pasando. A medida que te ibas familiarizando, comenzaste a ver algunos cambios. Empezaste a notar que no solo eran los tipos grandes con torso de cemento los que se animaban a hacer una sentadilla o un peso muerto, sino que ancianos, chicas y muchachos delgados también cargaban su propia faja para hacer levantamientos. ¿Acaso todo el mundo era más rudo que tú? Puedes estar seguro de que no.

El problema es que tenemos una idea muy falsa y muy reducida sobre lo que un entrenamiento de fuerza debe ser. Asumimos que la única razón válida para hacerlo, es querer convertirnos en una gran masa de músculos. Esta concepción errónea sobre los ejercicios de fuerza es lo que provoca que muchas personas prefieran saturarse de suplementos de dudosa procedencia, o matarse de hambre durante semanas, cuando realmente un buen juego de pesas es todo lo que cualquiera podría necesitar para materializar cualquier objetivo.

Antes de entrar en materia, queremos hacer un breve repaso de las múltiples razones válidas por las cuales todos deberíamos entrenar la fuerza, al menos una vez en la vida.

15 RAZONES PARA REALIZAR ENTRENAMIENTOS DE FUERZA

1. ACELERARÁ TU METABOLISMO

Numerosos estudios han señalado la relación entre los entrenamientos de fuerza y el ritmo del metabolismo. Una de ellos, realizado por Departamento de Ciencias de los Alimentos y Nutrición Humana de la Universidad de Colorado en Estados Unidos nos dice que el entrenamiento de fuerza es capaz de quemar grasa más rápidamente que el entrenamiento cardiovascular (Osterberg y Melby, 2000)

Para demostrar esto, el estudio de la Universidad de Colorado siguió a siete mujeres jóvenes (23-35 años de edad), sometidas a un plan de entrenamiento de fuerza, para ver cómo afectaba esto a su índice metabólico basal (IMB, activado cuando estamos en completo reposo). Los resultados demostraron que incluso con pocos días de trabajo, se aprecian cambios significativos en nuestro metabolismo.

Esto ya no es un secreto para la mayoría de las personas, pero si es la primera vez que lo escuchas, es útil que entiendas cómo funciona todo esto.

Lo primero que debes hacer es tomar conciencia de que al entrenar con pesas no solo trabajas el músculo o grupo muscular de cada sesión. El cuerpo funciona como una sola entidad, así que cuando estás ejercitando un músculo, no solo lo estás trabajando a él sino que aceleras tu ritmo cardiovascular, tu respiración y otros procesos hormonales.

Por otra parte, al aumentar nuestra masa muscular aumentamos también las capacidades que tenemos para quemar grasa corporal en reposo.

Otro estudio, (Bosy et al., 2011) encontró que al aumentar 1 kg de masa muscular, el cuerpo comienza a quemar automáticamente unas 20 calorías diarias más, incluso estando en estado de reposo. Esto se debe a que el músculo necesita más calorías para funcionar.

Aunque esta cifra parece pequeña, no deja de ser relevante a largo plazo.

2. CONSTRUIRÁS MÁS MÚSCULO

Algo que tenemos que aprender de entrada es la **diferencia entre ganar músculo y ganar volumen**.

El aspecto más evidente del entrenamiento de fuerza, es justamente su capacidad para ayudarnos a desarrollar más músculo. Muchas personas sienten que al realizar entrenamientos de fuerza acabarán ganando volumen automáticamente, pero esto no es necesariamente así, pues hay otros factores que influyen.

Si te dedicas a mantener una ingesta calórica alta, ingerir suplementación adicional y seguir un programa de levantamiento de peso a conciencia, evidentemente acabarás ganando más volumen con los entrenamientos de fuerza. Si, en cambio, entrenas para definir, manteniendo una ingesta calórica no demasiado alta y haciendo los ejercicios de fuerza indispensables, mantendrás un cuerpo definido con un tono muscular saludable.

Para darte un ejemplo útil, te pedimos que pienses en quienes practican running. Incluso estos atletas tan delgados tienen músculos en sus piernas, porque al correr desencadenan un mecanismo de hipertrofia en su tren inferior, aunque a pequeña escala.

3. TE AYUDARÁ A PREVENIR LESIONES

Músculos más desarrollados y fuertes son músculos menos proclives a sufrir lesiones. Aunque esto tiene una lógica vidente, es útil recordarlo.

Para demostrar esta relación, la Universidad de Florida realizó un estudio en una docena de escuelas secundarias, analizando los patrones de lesiones en los equipos de fútbol americano de cada una. El resultado fue que los jugadores de escuelas que mantenían entrenamientos de fuerza no solo estaban menos expuestos a sufrir lesiones, sino que su recuperación era más rápida (Meisenheimer, 1997).

4. INCREMENTARÁS TU FLEXIBILIDAD

Cuando entrenas la fuerza, no solo retas la capacidad anaeróbica de tus músculos, sino todas sus capacidades, y la flexibilidad no queda fuerza de esa ecuación.

Un estudio de la Universidad de Río de Janeiro (Santos et al., 2010) encontró que realizar entrenamientos de fuerza ayuda a que los jóvenes que han sido sedentarios recuperen rápidamente su flexibilidad.

Las implicaciones de esto, claro, son muchas. No solo en los entrenamientos, sino en actividades de la vida diaria nos es útil tener algo de flexibilidad extra para compensar nuestros hábitos sedentarios, así que no dudes en probarlo.

5. MANTENDRÁ TUS HUESOS MÁS FUERTES

Si en tu familia hay historial de osteoporosis, realizar un entrenamiento de fuerza puede ser muy útil para ti, seguramente mucho más útil que saturarte con vasos de leche y suplementos de calcio.

Un estudio llevado a cabo en el Departamento de Ciencias de la Salud de la Universidad de Jyvaskyla en Finlandia (Suominem, 2006) ha demostrado que levantar pesas puede ayudar a aumentar la densidad ósea, lo que reduce considerablemente el riesgo de fracturas.

Una buena explicación de por qué sucede esto es la influencia de la mecánica misma del levantamiento. Para decirlo en términos sencillos: tus músculos tiran de tus huesos cuando estás entrenando; el cuerpo interpreta esto como un posible peligro; para compensarlo, se liberan hormonas y células que promueven la regeneración de los huesos.

Aunque esto proceso tiene un límite (no tendrás huesos del ancho de tus muslos, claro), es algo demostrado y que puede llegar a ser muy útil.

6. VERÁS RESULTADOS MÁS RÁPIDAMENTE

A diferencia de lo que sucede con los entrenamientos para adelgazar o los períodos de definición, los entrenamientos de fuerza normalmente muestran sus primeros resultados pronto, a la vuelta de algunas semanas. Esto no quiere decir que tendrás el cuerpo soñado a la vuelta de tres semanas, pero sí notarás cambios significativos pronto.

Esto se debe a que levantar pesas, como ya hemos dicho, es un trabajo conjunto, en que el cuerpo quema grasa y se fortalece rápidamente.

Si eres principiante, un método que te ayudará ver resultados rápidamente es el popular método Stronglifts, en el cual nos centraremos más adelante.

7. SE PUEDEN REALIZAR EN CUALQUIER PARTE

En tanto muchos ejercicios de cardio necesitan alguna máquina o espacio suficiente para moverte, para realizar un buen entrenamiento de fuerza no necesitas más que algo que ya tienes y puedes llevar contigo a cualquier parte: tu propio peso corporal.

Ignora la idea que tienen muchas personas, esa que dice que el único método viable para entrenar fuerza y crear músculo es a través de arduos levantamientos. Aunque levantar pesas es efectivo para casi todos los propósitos, también es cierto que se pueden lograr cosas increíbles con una buena rutina de progresión de sentadillas, dominadas o flexiones solo con el peso corporal.

8. TU COCIENTE INTELECTUAL MEJORARÁ

Atrás quedaron esos días en que el paradigma del levantador de pesas era un tipo con grandes brazos y poco cerebro. Esto no solo es una generalización excesiva, sino que la ciencia se ha encargado de demostrar que no tiene fundamentos.

Aunque cualquier entrenamiento físico es capaz de hacer que tus capacidades cognitivas mejoren, un estudio demostró que el entrenamiento de fuerza es el que más fácilmente puede mejorar las funciones cognitivas en seres humanos, principalmente en adultos mayores (Cassilhas, De Mello, Grassman y Valter, 2007).

Además de las razones físicas que hay detrás de esto, es importante decir que el levantamiento de pesas no solo es una competencia por ver quién es capaz de cargar un objeto más pesado, sino un cambio de actitud que plantea vencer dificultades, lo cual ya es una actitud inteligente ante la vida. Si trasladamos este principio a otras disciplinas de nuestra vida, como el estudio o el trabajo, fácilmente conseguiremos mejor rendimiento a nivel intelectual.

9. ELEVARÁS TU PRODUCTIVIDAD EN OTRAS ÁREAS

Los entrenamientos de fuerza son capaces de hacerte sentir más libre y concentrado a lo largo del día, algo que te ayudará a rendir más en otras áreas (Thiele y Hasson, 2011).

La verdad es que cualquier tipo de ejercicio que realices al día te ayudará a drenar estrés y mantenerte productivo. Por eso, si un día tus compromisos te distraen de ir al gimnasio, al menos dar una caminata de 30 minutos a la hora del descanso en el trabajo, te puede ayudar a rendir mejor cuando estés de regreso.

10. TU AUTOESTIMA AUMENTARÁ

En caso de que haya alguna duda, conseguir un cuerpo mejor de manera saludable tiene un impacto muy positivo sobre la autoestima.

Un estudio demostró que las personas (específicamente mujeres, en el caso del estudio) logran percibir mejor los cambios físicos de su cuerpo cuando realizan un entrenamiento de fuerza durante varias semanas. Esto tiene un impacto positivo en la manera en que rastreamos nuestros logros, e incidirá positivamente sobre nuestra autoestima (Maxwell y Tucker, 1992).

11. REDUCIRÁS TU RIESGO DE DESARROLLAR CÁNCER

Un estudio demostró que realizar entrenamiento de fuerza de tres sesiones semanales a lo largo de seis meses ayuda a reducir el estrés oxidativo de nuestro organismo, lo que conlleva a un menor riesgo de padecer cáncer (Gordon et al., 2008).

También podemos decir, de manera un poco más general, que el solo hecho de apegarse a un plan de entrenamiento físico hará que seamos menos propensos a realizar otras actividades consideradas de alto riesgo para desarrollar cáncer, como fumar, consumir comida basura y otros hábitos perjudiciales.

12. TU CORAZÓN TE LO AGRADECERÁ

Al ayudarnos a desaparecer la grasa y estimular nuestro sistema cardiovascular, el entrenamiento de fuerza es bastante útil para nuestro corazón.

Existe una clara relación entre la buena salud del corazón y el entrenamiento de fuerza (Braith y Stewart, 2006). Si a esto le sumas una buena alimentación, baja en grasas, y alta en alimentos naturales y antioxidantes, podrás llegar a los cincuenta años sin mayores preocupaciones.

13. DORMIRÁS MEJOR

A pesar de que un buen sueño reparador está muy asociado con beber un té verde o poner luces bajas, parece que hacer una sesión de fuerza es más productivo.

A propósito de esto, un estudio encontró que después de realizar sesiones de levantamiento de pesas, la respuesta a las hormonas del sueño mejora significativamente en hombres mayores de 65 años. (Viana et al., 2012)

14. TU RENDIMIENTO SEXUAL MEJORARÁ

Al fin y al cabo, el sexo es una actividad física que se beneficiará de la mayor cantidad de fuerza que tengas en todo tu cuerpo.

Nazarpour (2016) señaló que existe una relación clara entre los ejercicios de resistencia y la mayor presencia de *stamina* (término que engloba todo lo que nos hace tener más vigor o resistencia) durante el acto sexual.

15. MEJORARÁ TU POTENCIA EN OTRAS ACTIVIDADES

Si tu objetivo principal es ganar más velocidad al correr, más fuerza al nadar o saltar más alto, tener una buena técnica no te bastará. Necesitas tener músculos desarrollados, y un entrenamiento de fuerza te ayudará a conseguirlo.

Los entrenamientos de fuerza y resistencia ayudan a desarrollar los dos tipos de fibras musculares, algo que te será útil en cualquier deporte.

CAPÍTULO 2. CÓMO EMPEZAR UN ENTRENAMIENTO DE FUERZA

Algo que debemos saber de entrada es que el entrenamiento de fuerza es mucho más que tomar un par de mancuernas y empezar a hacer repeticiones hasta el cansancio.

Entrenar la fuerza forma parte de un plan mayor, que podríamos llamar entrenamiento integral, que está compuesto por todos los ejercicios que nos llevan a lograr diversos objetivos como flexibilidad, agilidad, velocidad y resistencia. Esto quiere decir que un entrenamiento de fuerza no solo sirve para aumentar el tamaño de nuestros brazos y hacernos más fuertes, sino que se divide en distintos tipos, cada uno enfocado en lograr un objetivo diferente a través del trabajo muscular.

Muchas personas no entienden esto por completo, e inician sus entrenamientos solo con ejercicios de aislamiento (centrados en un solo músculo), realizando repeticiones excesivas y agotadoras, que puede que generen el proceso de **hipertrofia**, que es la rotura de las fibras del músculo para hacerse más grandes, pero sin duda están dejando de lado muchos aspectos.

Podemos decir entonces que la clave para entrenar la fuerza se divide en dos puntos básicos:

- Conocer las necesidades y capacidades de nuestro

cuerpo.

- Desarrollar un plan de entrenamiento diverso.

En este capítulo nos centraremos en todos los aspectos básicos que debes saber sobre el entrenamiento de fuerza, y en los distintos tipos de entrenamiento de fuerza que pueden surgir para cubrir las distintas necesidades de cada atleta.

OBJETIVOS BÁSICOS DEL ENTRENAMIENTO DE FUERZA

Hasta ahora hemos dicho que el entrenamiento de fuerza sirve para prácticamente todo, y aunque eso es cierto, hay razones más específicas sobre las cuales cada atleta formula su plan de entrenamiento. Es útil ver estas vertientes en detalle, ya que de ellas dependerá el camino que escojamos.

1. AUMENTAR EL TAMAÑO DE LA FIBRA MUSCULAR

Más que "construir" músculo, con el entrenamiento de fuerza lo que hacemos realmente es aumentar el tamaño de las fibras ya existentes a través de la hipertrofia.

La hipertrofia es el proceso a través del cual las fibras del músculo aumentan su tamaño, luego de haber sido sometidas a un gran esfuerzo y daño. Esto se produce porque las células satélites de las fibras musculares crean células hijas que reparan el daño sufrido, lo que aumento el tamaño total de la fibra. Así que básicamente lo que hacemos es "dañar" al músculo, de un modo controlado.

Existen 3 factores básicos que se deben tratar para activar la hipertrofia, y todos dependen en mayor o menor medida del entrenamiento de fuerza. Analizaremos estos factores de acuerdo con la descripción que Schoenfeld (2011) hace de ellos:

- **Tensión mecánica**: es acaso el factor predominante. Someter a un músculo a tensión mecánica significa darle un peso elevado con el cual trabajar. Las fibras se rompen al ser sometidas al peso extra, generando la formación de nuevas células. Este factor no solo tiene que ver con el peso que se utilice, sino con la misma intensidad y duración con que hagamos los ejercicios.
- **Estrés metabólico**: como su nombre indica, es el estrés al que sometemos nuestro metabolismo energético

al levantar peso. Este factor está ligado principalmente a la cantidad de repeticiones que realicemos. No quiere decir que debemos matarnos para hacer cientos de repeticiones, pero evidentemente nuestros músculos necesitarán más energía con cada repetición que pase, y para conseguirla llevan a cabo un proceso conocido como **glucólisis anaeróbica**, en el cual se quema moléculas de glucosa en ausencia de oxígeno.

Este proceso es complicado de explicar, pero lo que debes entender es que es un hecho extraordinario para el músculo, y que gracias a él se acumulan lo que llamamos metabolitos de desecho, como el lactato, hidrógeno y fósforo inorgánico, que contribuyen al proceso anabólico posterior en que el músculo se recupera.

- **Daño muscular**: este factor es en realidad la conjugación de los dos primeros. Si conseguimos una buena tensión mecánica y estrés metabólico suficiente, tendremos un daño muscular controlado que activará el proceso de la hipertrofia.

2. INCREMENTO DE LA FUERZA CONTRÁCTIL DEL MÚSCULO

Aunque muchas personas realizan entrenamientos de fuerza persiguiendo el fin estético de la hipertrofia, no se puede olvidar la palabra clave en su nombre: fuerza.

Al desarrollar los músculos aumentamos también su fuerza contráctil que es la capacidad que tienen para permanecer en tensión, por ejemplo, durante la fase concéntrica de los ejercicios.

Una cosa que debemos entender es que mayor volumen de masa no necesariamente significa más fuerza. De hecho, existen ejercicios que favorecen más la hipertrofia, y otros que favorecen más el desarrollo de fuerza.

La fuerza contráctil viene determinada más bien por la velocidad y resistencia con que se estimulan las fibras musculares, y solo no por el aumento total de la masa.

3. INCREMENTO DE LA FUERZA DE LOS TENDONES Y LIGAMENTOS

Cuando hacemos trabajo de fuerza no solo estamos desarrollando los músculos, sino también a los tendones y ligamentos que los acompañan.

Para que tengas una idea clara, los tendones son fibras pequeñas que unen al músculo con el hueso; los ligamentos, por su parte, son fibras que se encargan de mantener juntos a los huesos, uniéndolos a través de las articulaciones.

Al entrenar la fuerza no hipertrofiamos los tendones y ligamentos, pero sí hacemos que aumenten sus capacidades regenerativas, lo que provoca que tengamos menor riesgo de lesiones y fracturas al practicar cualquier deporte o actividad física diaria.

TIPOS DE FUERZA Y CÓMO ENTRENARLOS

Dependiendo de nuestros objetivos, realizaremos los entrenamientos para aumentar la hipertrofia o para aumentar la fuerza de los músculos. Cuando buscando la hipertrofia, hacemos más repeticiones con menos peso; cuando buscamos más fuerza, hacemos pocas repeticiones con mayor cantidad de peso.

Si nos decidemos a realizar un entrenamiento de fuerza, debemos saber que esta se divide a su vez en tres tipos de fuerza básicos.

1. FUERZA MÁXIMA

Es la capacidad neuromuscular que tenemos de efectuar la máxima contracción voluntaria estática o dinámica. Por tanto, viene dada por la mayor cantidad de peso que podemos desplazar en un movimiento.

Para desarrollar la fuerza máxima, debemos trabajar con el 95% de la carga máxima (1RM o peso máximo que se puede desplazar en una repetición) y con cargas submáximas de alrededor del 85%.

2. FUERZA DE VELOCIDAD

También llamada fuerza de potencia, es la capacidad que tiene nuestro sistema neuromuscular para poder desplazar un peso con la máxima velocidad posible.

El desarrollo de esta fuerza depende del número de unidades motrices implicadas simultáneamente en un desplazamiento, la velocidad de contracción de las fibras musculares implicadas en el ejercicio, y la fuerza de contracción muscular de las mismas. A nivel energético, la fuerza de velocidad también depende de la velocidad de la glucólisis anaeróbica.

Para entrenar la fuerza de velocidad, se utilizan cargas de entre el 65%-85% de la repetición máxima. Si la carga es más alta, su desplazamiento dependerá de la potencia de la fuerza máxima; si la carga es menor, dependerá más de la velocidad de contracción.

3. FUERZA DE RESISTENCIA

Es la capacidad que tiene el organismo de oponerse a la fatiga durante esfuerzos prolongados. Esta fuerza depende del nivel de fuerza máxima, ya que a mayor fuerza máxima, mayor número de repeticiones podremos realizar en una serie. A nivel energético, puede predominar tanto la glucólisis aeróbica como la anaeróbica.

Para desarrollar este tipo de fuerza utilizamos cargas que vayan del 50% al 65% de la carga máxima, lo cual implica una mayor **glucólisis anaeróbica**. Con cargas menores al 50%, implicará una mayor **glucólisis aeróbica**.

4. OTROS TIPOS DE FUERZA

También existen otros tipos de fuerza derivados, mucho más específicos. Entre ellos se cuentan los siguientes:

- **Fuerza absoluta**: este término se usa para designar la fuerza que una persona puede generar, independientemente de su peso corporal.
- **Fuerza relativa**: es el cociente entre la carga que se desplaza y el peso corporal de la persona.
- **Fuerza límite**: es la fuerza máxima impulsada por otros factores, como motivación psicológica o el uso de drogas.

FACTORES QUE DEBES CUIDAR AL EMPEZAR A ENTRENAR LA FUERZA

Ahora que sabes cuáles son los objetivos básicos para realizar un entrenamiento de fuerza y los tipos de fuerza que existen, es importante que tomes conciencia de algunos detalles básicos que debes cuidar antes de empezar a entrenar:

1. PROCURA IR POR UNA REVISIÓN MÉDICA PREVIA

A pesar de que en cualquier gimnasio te ayudarán a encontrar una rutina óptima para ti, es conveniente que te hagan una revisión médica completa antes de empezar. Si vas a entrenar fuerza a conciencia, esto es indispensable, pues necesitas saber si tienes algún impedimento en la columna o falta de elasticidad en la piel que pueda provocar dolor, estrías y otros efectos contraproducentes.

2. MANTÉN LAS PROPORCIONES DE TU CUERPO

Muchos principiantes entran a un gimnasio obsesionados con desarrollar tal o cual parte de su cuerpo. Por ejemplo, si quieres bíceps bastante grandes, probablemente pasarás la mayor parte de tu tiempo entre las mancuernas y las poleas. Sobra decir que esto es un gran error.

No se trata solamente de que no se obtengan mejores resultados al sobreentrenar, sino que si entrenas de más, acabarás teniendo desbalances en tu cuerpo que se verán mal y harán que rindas menos en tus ejercicios. Por ejemplo, te costará levantar más peso con tus brazos si tus piernas no están lo suficientemente entrenadas para ayudarte a soportar ese peso.

3. NO EMPIECES CON MUCHO PESO

Tu hipertrofia y tu desarrollo de la fuerza no serán correctos si empiezas entrenando con un peso excesivo: antes que favorecer tu crecimiento muscular, esto te podría llevar a tener lesiones que arruinarían tu progreso por semanas.

Si al levantar peso necesitas hacer una pausa a la mitad, tu postura se afecta, necesitas balancearte o simplemente sientes dolor con cada repetición, es porque estás abusando con el peso y necesitas reducirlo un poco.

4. NO USES UN PESO DEMASIADO BAJO

Levantar muy poco peso tiene el mismo efecto a largo plazo que levantar mucho peso: jamás conseguirás avanzar.

Está bien que empieces tus entrenamientos con un peso moderado, pero necesitas empezar a retarte en algún momento si deseas ver resultados.

Un buen truco para saber cuándo aumentar la carga que utilizas es probar a hacer 30 repeticiones seguidas con un mismo peso. Si no se te hace difícil conseguir este rango, es hora de aumentar, pero nunca más del 5% del peso que has utilizado.

5. GUARDA DÍAS DE DESCANSO

Así como no puedes excederte con el número de repeticiones y series que realizas, tampoco deberías excederte con los días que entrenas a la semana.

Muchos principiantes van cada día de la semana al gimnasio, como si desearan sacarle el máximo provecho a su membresía. Esto es contraproducente, pues el cuerpo y la mente en general necesitan descansar, y los músculos necesitan tiempo de reposo para poder llevar a cabo la fase anabólica de la hipertrofia, en la cual absorben nutrientes y se regeneran, aumentando su tamaño.

Trata de mantener un rango de 3-4 días de entrenamiento por semana, guardando 1-2 días de descanso entre ellos. Llos días que no vayas al gimnasio, puedes caminar o hacer cualquier otra actividad de baja intensidad.

6. PRIORIZA LOS EJERCICIOS MULTIARTICULARES

Los mejores ejercicios para los entrenamientos de fuerza son los multiarticulares, también conocidos como ejercicios compuestos. Éstos entrenan más de un músculo a la vez, lo que genera menores resultados gracias a la transferencia de la fuerza.

Buenos ejemplos de ejercicios multiarticulares son el peso muerto, el press de banca, el remo, la sentadilla y el press militar.

7. VARÍA LA INTENSIDAD DE ENTRENAMIENTO

A pesar de que lo que se busca con un entrenamiento de fuerza es aumentar la repetición máxima, esto no quiere decir que todos los días tengamos que entrenar con la misma intensidad.

Procura dividir tus entrenamientos de modo que tengas días pesados y días livianos. Dedica también algunas horas a realizar ejercicios distintos al levantamiento, como estiramientos o running.

8. UTILIZA UN RANGO ADECUADO DE SERIES Y REPETICIONES

El rango de repeticiones varía de acuerdo con el objetivo y tipo de entrenamiento que tengamos.

Como ya hemos dicho, cuando buscamos aumentar nuestra fuerza en lugar de generar hipertrofia, debemos trabajar con repeticiones y series cortas, con buena cantidad de peso. Estos son algunos programas de entrenamiento que resultan útiles:

- **Método Stronglifts**: consiste de rutinas de fuerza de 5 series por 5 repeticiones diarias (5 x 5), realizadas 3 días por semana. Es un método bastante usado en los períodos de volumen.

- **Método de Jim Wendler**: es un entrenamiento que cumple un ciclo de 3 semanas. En la primera semana, se entrena con días de 5 series por 3 repeticiones; en la segunda, 3 series por 3 repeticiones; en la tercera, 3 series de 1 repetición. El peso se incrementa a medida que pasan las semanas. En la cuarta semana se hace una descarga para repetir el ciclo, pero siempre procurando levantar un poco más que al principio del entrenamiento.

- **Método conjugado Westside Barbell**: es un método pesado de entrenamiento, creado no para tonificar el cuerpo, sino para aumentar la calidad de los levantamientos. Los ejercicios tienen una división de tren inferior y tren superior, y el trabajo de ellos se divide en días para entrenar la fuerza máxima, días para el esfuerzo repetitivo y días para el esfuerzo dinámico.

Con este último método se trabaja con una sola serie, haciendo repeticiones cada menores a medida que se aumenta la carga hasta llegar al 100% de la repetición máxima. No es un método recomendado para principiantes, pero es útil conocerlo.

CAPÍTULO 3. CÓMO CALCULAR TU REPETICIÓN MÁXIMA

No importa qué plan de entrenamiento de fuerza escojas para ti: una de las cosas básicas que tendrás que saber para entrenar es cuál es tu repetición máxima.

Abreviada comúnmente como 1 RM, la repetición máxima es el peso máximo que puedes desplazar en una sola repetición. Se trata de un nivel que varía de persona a persona y de ejercicio a ejercicio, debido a que el peso que podrás levantar en peso muerto no será nunca el mismo que podrás levantar en sentadillas, por ejemplo.

Las implicaciones que tiene conocer la repetición máxima son muchas. No solo se trata de que lleves un registro de tus progresos, sino de que tengas una medida de seguridad básica para tus entrenamientos. Para que puedas conseguirlo, te presentaremos una guía detallada con todo lo que hay que saber.

¿EN QUÉ EJERCICIOS ES IMPORTANTE CONOCER LA REPETICIÓN MÁXIMA?

Al entrenar la fuerza, necesitamos medidas básicas de seguridad: si no conocemos cuánto peso podemos levantar sin riesgo, en condiciones normales, corremos el riesgo de lastimarnos y detener por completo el progreso.

Los ejercicios en los cuales es más importante conocer nuestras repeticiones máximas son la sentadilla, el peso muerto, el press de banca y el press de militar. Son específicamente estos ejercicios debido a que son básicos, es decir, que de ellos se derivan otros. Asimismo, todos estos son ejercicios multiarticulares en los que solemos emplear más fuerza, con lo que el riesgo de lesión aumenta si nos excedemos en ellos.

MÉTODOS PARA CALCULAR LA REPETICIÓN MÁXIMA

Hay que ser honestos y decir que el cálculo de la repetición máxima nunca será 100% seguro. Los métodos usados para calcularla no permiten una seguridad completa. Sin embargo, es útil conocerlos y aplicarlos, para tener al menos un valor lo suficientemente aproximado.

MÉTODO DIRECTO

Este es un método bastante común entre quienes inician sus entrenamientos de fuerza en los gimnasios. Consiste en hacer una progresión sencilla de peso con cada ejercicio, hasta llegar al fallo.

Este es el procedimiento básico para hacer el cálculo:

- **Calentamiento inicial**: haz 5-10 minutos de elevación de rodillas o cualquier otro ejercicio de activación del sistema cardiovascular, además de ejercicios de movilidad muscular.
- **Series de calentamiento**: haz 2-3 series con poco peso de 6-8 repeticiones.
- **Series de aproximación**: realiza 2-3 series incrementando el peso, con un rango de 2-3 repeticiones.
- **Prueba del 1 RM**: haz series de 1 repetición, y con cada serie que pase ve incrementando el peso. El rango de incremento de peso debe ser bajo, con no más de 2,5 kg con cada serie que pase. El peso que utilices en tu última serie exitosa (con gran esfuerzo pero sin perder la técnica), será el peso de tu repetición máxima.

Este es un método que se debe aplicar siempre en compañía de un experto que supervise nuestra técnica. Además, se debe atender a las siguientes consideraciones:

- Debes realizar descansos suficientes entre cada serie, de no menos de 3 minutos. Recuerda que el objetivo del calentamiento no es cumplir con una carrera, ni mucho menos agotarte, sino activar la respuesta de tus músculos y tu sistema neuronal, para que puedas realizar la repetición máxima en óptimas condiciones.

●	En press de banca y sentadilla, es muy importante solicitar la ayuda de dos personas que estén preparadas en caso de que tus músculos cedan al peso.

●	Si no es la primera vez que realizas la prueba, puedes recortar un poco las series de calentamiento y aproximación, para evitar la acumulación de fatiga.

●	Esta prueba no se debería realizar cuando se esté en un período de recuperación de una lesión.

●	Es importante medir tu 1 RM periódicamente, pero no frecuentemente. Puede ser cada mes o cada dos meses, dependiendo de la rutina que sigas. Recuerda que este método de cálculo directo es bastante agotador.

MÉTODO INDIRECTO

Un método más seguro en términos de salud, pero un poco menos fiable, es el **cálculo indirecto de la repetición máxima**. Esto se hace haciendo la mayor cantidad de repeticiones posibles, levantando un peso no demasiado elevado. La cantidad de levantamientos que resulten, se procesarán luego junto con el peso utilizado, a través de distintas ecuaciones. Esas son algunas de las fórmulas usadas:

- **Método de Lombardi**: 1 RM = la cantidad de kilogramos utilizados, multiplicada por el número de repeticiones, y el resultado lo multiplicas por 0,10.
- **Método de O'Conner**: 1 RM = kilos usados x (1 + 0,025 x repeticiones alcanzadas).
- **Método de Lander**: 1 RM = 101,3 – 2,67123 x repeticiones alcanzadas.
- **Método de Brzycki**: 1 RM = 102,78 – 2,78 x repeticiones alcanzadas.
- **Método NFL**: 1 RM = (0,03 x kilogramos usados) x repeticiones + kilogramos usados.

Si aplicas cualquiera de estos métodos de forma correcta, te darán un valor aproximado de tu 1 RM bastante fiable que te será bastante útil para entrenar.

CAPÍTULO 4. PLAN DE ALIMENTACIÓN BÁSICO PARA DESARROLLAR FUERZA

Cuando hablamos de entrenar la fuerza, hay una palabra clave que parece repetirse por todas partes: energía. Necesitamos tener energía para mantener entrenamientos que a su vez nos hagan desarrollar más energía. Como es evidente, la alimentación juega un papel clave en todo ese proceso.

Sabemos que debemos alimentarnos correctamente para recibir energía, ¿pero qué significa eso realmente? Algunas personas dirán que esto debe entenderse como aumentar la proteína y eliminar grasas y carbohidratos; otros dirán que se necesitan más grasas y proteína, pero menos carbohidratos. Las combinaciones que cualquier persona supondría podrían repetirse hasta el cansancio.

Lo cierto es que los 3 macronutrientes son necesarios para desarrollar la fuerza. No obstante, a ciertas horas, deberemos recargar nuestras reservas para mejorar el rendimiento a la hora de entrenar.

Para que sepas cómo hacerlo, te presentamos una pequeña guía de nutrición que contempla lo más básico de una alimentación

Alirio Vera Morales

para desarrollar fuerza.

ALIMENTOS PARA DESARROLLAR LA FUERZA

Si eres de los pocos que apuestan por los carbohidratos casi tanto como por la proteína, bien puedes felicitarte por pensar diferente.

Los carbohidratos, tan mal vistos debido a la mala fama de los azúcares artificiales o de las harinas blancas, son en realidad buenas fuentes de energía que son claves en los entrenamientos de gran esfuerzo.

Piénsalo de esta forma: mientras que la proteína es útil para que mejores tu desarrollo y recuperación muscular, los carbohidratos son bastante efectivos para aportar energía de consumo rápido durante los entrenamientos, así que no pueden ser dejados de lado. Las grasas saludables, por su parte, también aportan calorías y nutrientes necesarios, si bien es cierto que deben ser consumidas con mesura, para no exceder nuestra ingesta calórica.

Vas a necesitar comer mayor cantidad de carbohidratos con almidón antes y después de los entrenamientos, para promover el crecimiento muscular y la energía. Cuando no estés entrenando, este consumo debería disminuir. Por otra parte, es importante que aprendas a combinar tus carbohidratos con otros alimentos con cada comida, para no romper tu ingesta calórica.

Para ayudarte con este proceso, presentamos dos listas: una, con alimentos con carbohidratos alimonados y alimentos para combinarlos; otra, de alimentos que puedes usar cuando no consumes carbohidratos almidonados. Ambas son saludables, pero debes aprender a jugar con ellas.

64

OPCIONES DE ALIMENTOS PARA COMIDAS CON CARBOHIDRATOS ALMIDONADOS

- **Carbohidratos almidonados**: arroz integral, quínoa, batata, patata, avena, pastas y pan de harina integral y cereales.
- **Proteína**: suplementos proteicos, clara de huevo, carnes blancas, pescado y yogur griego.
- **Frutas, vegetales y legumbres**: frutas tropicales, vegetales de hoja verde y frijoles.
- **Aceites**: principalmente aceite de oliva, y siempre de un modo prudente.

OPCIONES DE ALIMENTOS PARA COMIDAS SIN CARBOHIDRATOS ALMIDONADOS

- **Proteína**: suplementos proteicos, huevo entero, carne blanca, carne roja, aceite de pescado o pescado blanco y yogur griego.
- **Frutas, vegetales y legumbres**: bayas, vegetales de hoja verde y frijoles.
- **Aceites y grasas**: aguacate, nueces, aceite de coco y de canola, mayonesa casera y quesos grasos.

PRINCIPIOS BÁSICOS DE LA ALIMENTACIÓN AL ENTRENAR FUERZA

1. COME 6 VECES AL DÍA

Tenemos que aumentar la cantidad de veces que comemos al día para mantener nuestras reservas de energía siempre a tope. Sin embargo, esto no significa excederse con los alimentos.

La recomendación es que consumas comidas relativamente pequeñas, al menos 6 veces al día. Esto te ayudará a mantener tus niveles de azúcar y tu metabolismo en control, todo lo cual repercutirá en que tengas más energía a la hora de entrenar.

2. LIMITA EL CONSUMO DE ALIMENTOS PROCESADOS

Si bien es cierto que las dietas para entrenamiento de fuerza suelen ser hipercalóricas, esto no quiere decir que podamos consumir todo lo que contenga calorías.

Los alimentos procesados como las bebidas gaseosas azucaradas o la comida basura aportan calorías, pero prácticamente ningún nutriente, con lo que no te darán energía suficiente. Por eso decimos que representan calorías vacías.

Debes evitar estos productos en la medida de lo posible. De ser preciso, elimínalos por completo.

3. MANTENTE HIDRATADO

La hidratación es un punto básico, y sin embargo muchas personas la descuidan. Lo que debes tener en mente es que tu hidratación debe provenir fundamentalmente del agua.

Usar bebidas hidratantes cargadas con azúcar saboteará la producción de antioxidantes de tu cuerpo.

4. BUSCA CARBOHIDRATOS ESTRATÉGICOS

Los carbohidratos vienen en dos formas:

- **Almidonados**: como el arroz, el pan y la pasta, que son de rápida acción y elevan los niveles de azúcar en la sangre fácilmente.
- **No almidonados**: frutas, vegetales o granos, que son ricos en fibra y elevan los niveles de azúcar en la sangre de un modo gradual.

Los carbohidratos no almidonados rara vez son un problema. Úsalos de forma prioritaria, especialmente en las mañanas y las noches, para mantenerte satisfecho y con energía.

5. CONSUME PROTEÍNA MAGRA

Dale a tu cuerpo proteína en cada comida, especialmente proteína magra baja en grasa. Esto maximizará el crecimiento de tus músculos, y te ayudará a producir mayor cantidad de hormonas para quemar grasa, como la leptina.

Buenas opciones de proteína magra son la carne de pollo o pavo, los cortes de carne de res bajos en grasa, el pescado, y el tofu y oa soja en caso de que seas vegano o vegetariano.

PLAN DE ALIMENTACIÓN PARA PERÍODOS DE FUERZA

Para aquellos que necesitan crear músculo y construir fuerza, el objetivo será aumentar la ingesta calórica. En este caso, nos referimos a un consumo de aproximadamente 3000 calorías por día, donde los carbohidratos y las proteínas estén equiparados, y las grasas saludables vengan a servir de complemento.

Aplicando los conceptos mencionados hasta ahora, diremos que nuestro plan de alimentación diario debería mantener una estructura similar a esta:

- **Comida 1**: con contenido de carbohidratos almidonados.
- **Comida 2**: pocos carbohidratos, preferiblemente sin almidones.
- **Comida 3**: pocos carbohidratos, preferiblemente sin almidones.
- **Comida 4**: debería ser la alimentación posterior al entrenamiento. Puede incluir carbohidratos almidonados, pero preferiblemente debe contener proteína.
- **Comida 5**: contiene carbohidratos almidonados.
- **Comida 6**: contiene carbohidratos, preferiblemente no almidonados.

La meta es que distribuyas tu alimentación de modo que las 3000 calorías diarias provengan de alrededor de 300 g de carbohidratos, 225 g de proteína y 100 g de grasa.

Estos son algunos ejemplos de recetas que puedes usar en cada comida.

- **Comida 1**: revoltillo de huevos con queso y cebollín. Para prepararlo:
  - 3 huevos enteros.
  - 4 claras de huevo.
  - Queso cheddar (1/4 de taza).
  - 2 cebollines.
  - Acompaña con una manzana y 2 rebanadas de pan de Ezequiel.
- **Comida 2**: batido de arándanos con almendras. Para prepararlo:
  - 2 cucharadas de proteína en polvo con sabor a vainilla.
  - 1 taza de arándanos.
  - 30 g de almendras.
  - 1 taza de leche de almendras.
  - 1 taza de agua.
  - 4 cubos de hielo.
- **Comida 3**: filete con ensalada de tomate. Para prepararlo:
  - 170 g de filete de res, bajo en grasa.
  - 1 tomate.
  - 1 pepino.
  - 1 taza de garbanzos.
  - 1 cucharadita de aceite de oliva.
- **Comida 4**: batido de suplemento para recuperación. Para prepararlo:
  - 50 g de carbohidratos.
  - 20 g de proteína.
- **Comida 5**: pollo con ensalada de quínoa:
  - 170 g de pechuga de pocho a la parrilla.
  - 1/3 de taza de quínoa.
  - 2 cucharadas de nueces fileteadas.
  - 2 cucharadas de arándonos secos.

- 	**Comida 6**: batatas y parmesano con pescado. Para prepararlo:
  - 170 g de tilapia.
  - 2 cucharadas de queso parmesano.
  - 2 batatas medianas.
  - 1 cucharada de mantequilla.
  - 1 taza de brócoli.

Manteniendo los niveles de calorías y proporciones de macronutrientes recomendados, tú también podrás realizar tus propios menús a tu gusto.

CAPÍTULO 5. 20 CONSEJOS PARA HACER UNA BUENA SENTADILLA

La sentadilla parece relativamente sencilla. Agacharse hasta quedar en cuclillas y volver a subir usando la fuerza de las piernas y los glúteos, es algo que cualquier puede hacer por pura intuición; además son tantos músculos los que ayudan en ese proceso, que parece que no hay razón para preocuparse. Sin embargo, no es tan sencillo.

Precisamente por lo fácil que parece y por la cantidad de músculos que emplea, la sentadilla es uno de esos ejercicios en los que más fácilmente se puede fallar. Y sufrir un fallo mientras comprometes tu zona lumbar con una carga de unos 100 kg es algo que no quieres en tu vida. Definitivamente no.

Aunque muchos hemos tenido la fortuna de no vivirlo en carne propia, seguramente todos hemos visto los riesgos que una mala sentadilla conlleva: párate con los pies mal ubicados en una serie de 5 x 5 cargando 200 kg, y en la última repetición tu zona lumbar estará a un paso de hacerse puré; o haz una serie de 20 sentadillas olímpicas con la espalda un poco arqueada, y cuéntanos luego cómo se sienten tus cuádriceps cuando vayan por la repetición número trece. Como ves, no todo es tan intuitivo.

Ahora bien, con tantos riesgos y lamentaciones por delante,

¿significa esto que deberíamos sacar las sentadillas de nuestros entrenamientos de fuerza? Para decirlo de una vez, esto no solo no sería recomendable, sino que sería prácticamente imposible.

Cualquier rutina de fuerza que se respete, bien sea de torso-pierna o de cuerpo completo, contempla al menos una variante de la sentadilla. Nos atrevemos a decir que es el **ejercicio multiarticular básico en cualquier gimnasio**. Y no hablemos solo de esto, sino de la cantidad de ejercicios que tendrás que hacer que en cierta forma son variaciones o están inspirados en ella, como el peso muerto o variantes de las zancadas. ¿Cuál es la solución entonces?

No hay solución fácil. Eso debes tenerlo claro. Cualquier entrenamiento es potencialmente lesivo si se practica de mala manera, y esto aplica tanto para el powerlifting como para el running, o incluso la aparentemente inofensiva natación.

Lo que debemos hacer es dejar de lado el miedo y la inacción (que son nombres bonitos para la cobardía y la pereza), y empezar a buscar información. Hablamos de ir desde lo mínimo hasta lo máximo, en una revisión exhaustiva de todo el proceso de hacer una sentadilla.

TÉCNICA PARA HACER UNA BUENA SENTADILLA

La sentadilla tradicional con barra que hemos visto tantas veces y que, a pesar de todo seguimos practicando mal, tiene su técnica correcta de ejecución, y es justo darle un repaso.

Este es el modo correcto de realizar una sentadilla con barra:

1. CALENTAMIENTO

Las sentadillas implican el movimiento conjunto de muchos músculos. Si vas a ejecutarlas con grandes cantidades de peso, es importante que tengas tu cuerpo bien preparado.

Sugerimos hacer dos tipos de calentamiento: uno general, en que realices estiramientos dinámicos y ejercicios de cardio como las elevaciones de rodillas; otro específico del ejercicio, donde inicies con una progresión.

Para **calentar para la sentadilla**, inicia con poco peso y pocas repeticiones, y luego ve aumentando hasta llegar al peso que vas a usar. Este es un buen ejemplo de cómo hacer el calentamiento:

- 1 repetición con el 25% del peso que vas a usar.
- 2 repeticiones con el 50% del peso que vas a usar.
- 3 repeticiones con el 60%-70% del peso que vas a usar.

2. POSICIÓN DE INICIO

Debes comenzar de pie, manteniendo los pies separados según el ancho de tus hombros durante todo el ejercicio.

La espalda debe estar recta y la cabeza no se debe inclinar hacia delante ni hacia arriba. Para asegurarte de que esto se cumpla, mantén la vista al frente, en un punto fijo en la pared que esté a la misma altura de tus ojos.

3. MODO CORRECTO DE TOMAR LA BARRA

Bien sea que tomes la barra desde un rack o pidas la ayuda de alguien para ponerla sobre ti, ésta siempre deberá quedar detrás de tu nuca y sobre tus trapecios. Nunca deberá apoyarse sobre el cuello ni directamente sobre la parte alta de la columna.

En cuanto al agarre de las manos, este variará de acuerdo con el tipo de sentadilla, pero en esta versión tradicional, en que la barra descansa sobre los hombros, lo mejor es optar por un agarre relativamente estrecho, en el que las manos permanezcan en pronación a pocos centímetros de los hombros, y los codos queden apuntando hacia abajo, directamente bajo la barra.

4. TÉCNICA PARA BAJAR EN LA SENTADILLA

La técnica tradicional y correcta para hacer la sentadilla es flexionar las rodillas y llevar la cadera hacia atrás, manteniendo siempre la mirada al frente y el pecho en alto, evitando un arqueo de la espalda.

Evidentemente, tu espalda no va a estar 100% durante todo el trayecto, pues tiene arqueo natural, pero es importante que para lo ti lo esté, en un mente, y nunca salgas de ahí, o pondrás un peso excesivo en otras zonas.

Recuerda que a pesar de ser un ejercicio multiarticular, la sentadilla se centra principalmente en el tren inferior (cuádriceps, glúteos, gemelos, isquiotibiales y abdomen bajo), no en la columna.

5. EL ERROR QUE DEBES EVITAR AL BAJAR EN LA SENTADILLA

El error más importante al hacer una sentadilla, sin duda, se centra en las rodillas. Muchas personas dejan ir sus rodillas hacia delante a la hora de bajar, para apoyar el movimiento. Para decirlo del modo más amable posible, esto es fatal.

Si deseas saber por qué esto está mal, prueba a hacer una sentadilla moviendo las rodillas delante de esta forma (sin peso), y nota lo que ocurre en tu espalda baja. Sentirás un arqueo que quizá de momento te parezca normal, pero que lamentarás por el resto de tu vida si lo haces cargando unos 200 kg sobre tu espalda.

La regla de oro, entonces, es que las pantorrillas se mantengan lo más verticales posibles, para que tus rodillas nunca superen las puntas de tus pies.

6. HASTA QUÉ PUNTO SE DEBE BAJAR EN SENTADILLA

En la sentadilla tradicional, no se baja hasta una gran profundidad. Basta con que tus muslos queden paralelos al suelo, o tan solo mínimamente más abajo que eso.

7. MODO CORRECTO DE SUBIR EN SENTADILLA

Una vez que has bajado apropiadamente, es hora de invertir el movimiento para subir. Para esto, es evidente que involucrarás tus piernas por completo. Sin embargo, la idea es que en tu mente hagas venir ese esfuerzo directamente desde tus glúteos, cuádriceps y talones a la vez, y no tanto sobre las rodillas.

El movimiento hacia arriba es lo que se conoce como la **parte concéntrica del ejercicio**, es decir, la parte de mayor esfuerzo, así que evidentemente te va a costar más.

Es importante que hagas acopio de todas tus fuerzas para no balancearte hacia los lados o hacia al frente al subir. También debes apoyarte en la respiración, exhalando el aire en la parte concéntrica y tomando aire muy lentamente en la parte excéntrica del ejercicio, que sería el descenso.

RIESGOS DE HACER MAL UNA SENTADILLA

Considera todos los pasos que hemos dado hasta ahora no solo como instrucciones (que lo son), sino como un gran compilado de correcciones que ha surgido por la experiencia y errores de muchos. Y es que la sentadilla realmente no es un ejercicio peligroso por sí mismo; pero no respetar su técnica sí lo es.

Quienes no respetan las reglas básicas de la sentadilla, tienen mayores riesgos de padecer cualquiera de estas lesiones y problemas para la salud en general:

- **Lesión de rodillas**: esto es mucho menos común de lo que la gente supone, y se ve más en las sentadillas profundas mal ejecutadas (que veremos más adelante), pero esto no quiere decir que las rodillas estén exentas de riesgo. Recuerda que éstas sirven como bisagra de tus piernas, pero si les dejas todo el trabajo, sin duda correrás riesgo de lastimarlas.
- **Lesión lumbar**: asociada a una mala distribución de la carga, es común porque al llevar las caderas hacia atrás para bajar, tu cuerpo estará más propenso a usar la espalda baja como centro de apoyo. Recuerda que el esfuerzo debe proceder principalmente de las piernas.
- **Lesión de cuello**: si pones la carga directamente sobre el cuello en vez de sobre los hombros, estarás dándole mucho peso a una de las partes más delicadas (por no decir endebles) de tu cuerpo.
- **Várices**: aquí ya no se trata solamente de un problema de técnica de movimiento, sino un exceso de carga. Si em-

piezas entrenando con un peso excesivo, tus tejidos no habrán tenido tiempo de adaptarse y tendrás mayores posibilidades de desarrollar várices y roturas de tejido como las estrías.

BENEFICIOS DE HACER SENTADILLAS

Desde luego, con una técnica tan rígida y todos esos riesgos, las sentadillas deben tener su atractivo para que tanta gente las practique. Y claro que lo tiene.

Estos son algunos de los beneficios de realizar sentadillas apropiadamente:

- Mayor flexibilidad y rango de movilidad a nivel de las caderas.
- Entrenamiento conjunto de todo el tren inferior, que es muy útil no solo para realizar otros ejercicios más específicos, sino para cualquier actividad diaria.
- Aumento de la densidad ósea en caderas, espalda y piernas, lo cual ayuda a prevenir la osteoporosis, según un estudio (Almstedt, Canepa, Ramírez y Shoepe, 2011).
- A pesar de ser un entrenamiento de fuerza, el hecho de que combine tantos músculos la convierte en un gran estímulo cardiovascular.
- Mejora la postura, debido a que involucra músculos estabilizadores de la espalda y abdomen.
- Sirve para aumentar los cuádriceps y definir los glúteos, dos de los objetivos más perseguidos en cualquier gimnasio.

LOS 20 CONSEJOS PARA HACER UNA BUENA SENTADILLA

La técnica básica para hacer la sentadilla es fundamental, pero con la experiencia se adquieren conocimientos adicionales que no dejan de ser importantes.

A continuación ofrecemos 20 consejos que te ayudarán a realizar una mejor sentadilla. Todos ellos están formulados por Steve Shaw, un levantador de peso especializado en powerlifting con más de 40 años de experiencia, que también es colaborador para revistas de entrenamiento muscular en varios países.

1. CONTROLA LAS SENTADILLAS CON TUS CADERAS

Este es uno de los primeros consejos que todos deberíamos recibir; sin embargo, para entenderlo hace falta tener algo de experiencia.

Cuando comenzamos con las sentadillas en los gimnasios, normalmente se nos indica que por cuestiones de seguridad levantemos el peso con glúteos y cuádriceps principalmente. Aunque esto es lo más correcto, la verdad es que una vez que se domina el ejercicio se puede recurrir un poco más a las caderas. En ellas se concentran diversos músculos importantes como los aductores o el psoas ilíaco, que usados con precaución pueden mejorar mucho tu técnica. Así que, por favor, utilízalos.

2. PON TU OBJETIVO EN 180 KG, PERO MANTÉN LA ESPERANZA DE LLEGAR A 220 KG

Si estás entrenando en serio, con la esperanza de desarrollar los músculos de tus piernas cuanto te sea posible, debes fijar una meta que sea alta pero realizable.

Elabora un entrenamiento progresivo (más adelante te explicaremos cómo hacerlo), en el que tengas como meta llegar a levantar al menos 180 kg. Esta cantidad de peso parece muy alta, pero no lo es tanto como para que solo un profesional pueda conseguirlo.

Si has logrado levantar esos 180 kg, puedes apuntar a una meta final. Con unos 220 kg puedes darte por satisfecho, ya que muy pocos levantadores naturales logran alcanzarlo, especialmente si su peso corporal es inferior a los 110 kg.

3. USA CALENTADORES PARA LAS RODILLAS

El uso de calentadores se suele ver como una muestra de debilidad en los gimnasios. Tristemente, pensar de esta manera puede poner en riesgo tu salud y tus entrenamientos.

El riesgo de sufrir distensiones de femoral se incrementa considerablemente cuando no usamos calentadores para las rodillas. Aunque no se trata de afecciones demasiado severas, si es cierto que el tiempo que pasemos haciendo ejercicios de recuperación puede hacer que reduzcamos nuestras ganancias en un porcentaje considerable.

Procura comprar un buen par de calentadores. Quizá no serán una garantía de seguridad en todos los casos, pero serán una gran ayuda si de verdad quieres prolongar tus entrenamientos durante muchos años.

4. NO TE OBSESIONES CON LA PROFUNDIDAD DE LA SENTADILLA

Hacer sentadillas no es un concurso sobre quién es capaz de pegar los glúteos al suelo. Lamentablemente esta es una práctica frecuente en los gimnasios, que no hace sino entorpecer todo el trabajo.

En las sentadillas no se progresa haciendo más difícil el movimiento; el progreso dependerá de poder aumentar la carga y dominar más la técnica.

Si de verdad quieres hacer un poco más intensa la sentadilla, prueba bajar apenas un poco más que línea de la paralela, o practicar la sentadilla con parada, en que mantienes la posición baja por unos segundos extra.

5. REFUERZA TUS SENTADILLAS CON TRABAJO ADICIONAL DE CUÁDRICEPS

Las sentadillas son el ejercicio más completo para el tren inferior, de eso no cabe la menor duda. El hecho de que sean un ejercicio multiarticular le da una gran ventaja. Sin embargo, puedes hacer más para entrenar tus piernas.

Realizar ejercicios auxiliares para las sentadillas es importante, especialmente aquellos que van dirigidos a los cuádriceps.

No se trata de obsesionarte ni de sobreentrenar, pero si vas a cargar más de 100 kg sobre ti, toda la fuerza extra que puedes desarrollar en tus piernas es bienvenida.

6. IGNORA LOS VIDEOS EN INTERNET Y VE A POR LO BÁSICO

Informarse y tratar de añadir variedad a los entrenamientos es algo positivo. Aun así, la recomendación es que vayas poco a poco, y no te dejes llevar por todo lo que veas.

En internet circulan muchos videos sobre variantes de las sentadillas. Es común que los principiantes los vean y quieran intentarlos con el fin de avanzar más rápido, pero esto no es nada recomendable.

No se trata de que una sentadilla con piernas más separadas, por ejemplo, sea perjudicial por sí misma; se trata de que es una variante, una versión más difícil que solo deberías probar una vez que hayas dominado por completo la técnica de la sentadilla tradicional. Evitarás lesiones, y tu progreso será constante y mejor.

7. LA BARRA TIENE QUE ESTAR POR ENCIMA DEL CENTRO DE TUS PIES

Este es un consejo básico, pero del cual se habla muy poco.

Es común ver en los gimnasios a personas que están empezando, y tienen la costumbre de llevar la barra hacia delante en la fase concéntrica del ejercicio, y luego hacia atrás durante la fase excéntrica. Esto es tan perjudicial como llevar las rodillas hacia delante, pues lo que hacemos es obligar a la espalda baja a hacer un esfuerzo excesivo para ayudarnos a mantener el equilibrio.

Procura que la barra siempre esté por encima del centro de tus pies. Para hacerlo, puedes probar grabándote de perfil mientras haces las sentadillas: este apoyo visual no solo te ayudará a detectar si cometes o no el error, sino que te ayudará a tomar conciencia al respecto.

8. NO ES MALO HACER SENTADILLAS OLÍMPICAS

En internet suele darse mucho el debate sobre cuál es el mejor método para realizar las sentadillas: las de barra baja (las más comunes en el powerlifting, donde la barra queda sobre los romboides) o las de barra alta, también conocidas como sentadillas olímpicas (en que la barra va sobre los trapecios).

Mientras que algunos consideran que las sentadillas olímpicas hacen más difícil mantener la correcta postura de la barra y de la espalda, la verdad es que muchos atletas de powerlifting son capaces de realizar marcas superiores a los 220 kg con este tipo de agarre. Al final, se trata de una cuestión personal.

No limites tus entrenamientos a un solo tipo de agarre. Una vez que hayas dominado la técnica, puedes empezar a experimentar con otras variantes, y si las sentadillas olímpicas se adaptan más a tu forma de entrenar, no hay ninguna razón para que no las realices.

9. LAS RODILLAS DEBEN IR HACIA AFUERA

La posición básica de la sentadilla nos dice que los pies deben estar separados según el ancho de los hombros. Aunque esto es cierto, hay otros pequeños detalles que se deben considerar también.

Cuando hacemos la sentadilla, nuestro cuerpo tiene un mayor compromiso en glúteos y cuádriceps, y una manera en que nuestras rodillas pueden ayudarlos es apuntando un poco hacia afuera, para darles mayor libertad de movimiento.

La forma correcta de abrir más tus rodillas al agacharte es colocar las puntas de los pies mirando ligeramente hacia afuera. Sin embargo, algunas personas cumplen esto y aun así no le dan mayor rango de movilidad a sus rodillas durante el ejercicio.

Si quieres entender cómo debería ser el movimiento de tus rodillas durante la sentadilla, prueba lo siguiente:

1.   Ponte de pie de forma natural y coloca una moneda en el suelo entre tus pies. A continuación, haz una sentadilla y trata de recogerla con una sola mano. Esa es la abertura de tus rodillas que debes evitar.

2.   Ahora, repite el ejercicio, esta vez recogiendo la moneda pasando ambas manos entre tus rodillas.

La abertura que tendrás, que será mayor y más natural, es la que debes conseguir siempre cuando realices sentadillas en el gimnasio.

10. ESTÁ BIEN HACER SENTADILLAS CON MÁS FRECUENCIA

No es necesario que te apegues a una rutina en la que dividas drásticamente tus entrenamientos, de modo que solo hagas sentadillas una vez por semana. Muchos novatos logran mejores resultados elevando este número a dos o tres veces por semana.

La clave para poder aguantar más sesiones de sentadillas es realizarlas con un poco menos de peso y menos repeticiones. Prueba, por ejemplo, hacer 3 o 5 series diarias de repeticiones suficientes, y no acompañarlas con ningún otro ejercicio de piernas: mejorarás tu técnica y no afectarás tus resultados, porque seguirás entrenando todo el tren inferior.

11. MANTÉN TUS BRAZOS Y ESPALDA EN TENSIÓN, EVITANDO ELEVAR LOS CODOS

El hecho de que la espalda no deba contribuir directamente al levantamiento, no significa que tengas que dejarla libre y flácida. Esto es algo que no se les explica a muchos principiantes.

La espalda y los brazos deben mantenerse en tensión durante todo el ejercicio. Si no se hace así, con cada repetición que pase, el peso se irá haciendo más difícil de soportar. Entonces, los codos empezarán subir y subir para contrarrestar el impacto. El resultado es que acabaremos inclinándonos hacia delante.

Considera tus brazos y espalda como los dos grandes estabilizadores de tu postura. Mientras el tren inferior lidia con la carga, el tren superior hace su parte para evitar que la barra se mueva y estropee el movimiento.

12. PROGRESA DE FORMA NATURAL EN VEZ DE PROGRESAR DE FORMA LINEAL

El progreso lineal en los entrenamientos de fuerza significa avanzar a través de un plan fijo de progresión de carga, donde con cada semana que pasa se aumenta determinada cantidad de peso; progresar de manera natural, en cambio, significa ir de acuerdo con tus posibilidades.

Un buen consejo para progresar en las sentadillas es intentar prolongar cada serie lo más que sea posible, parando cuando la técnica empiece a flaquear o cuando sientas que vas a caerte en la siguiente repetición. Parece un método extremo, pero esto te permite entender mejor tu esfuerzo y tus límites, avanzando en función de tus necesidades.

Si deseas probar este método de progresión, procura que sea solo después de haber pasado varias semanas entrenando, cuando ya hayas dominado la técnica de la sentadilla y estés familiarizado con tu propio rendimiento.

13. DEJA DE INTENTAR ALCANZAR UN MÁXIMO CADA SEMANA

Ponerte un nuevo récord personal cada semana tampoco es recomendable. Si bien es cierto que debes aspirar a progresar, no hace falta que esto se haga a través de una fija, sino en la medida de las posibilidades.

Inicia probando con un rango de 5 series de 12 repeticiones a un peso que te resulte cómodo, y desde ahí comienza a subir retándote cada semana, pero nunca forzándote por alcanzar un determinado número mágico. Esto mejorará tu técnica, y ya luego podrás hacer series con más peso de menos repeticiones sin mayores riesgos.

14. NO IMITES A TODOS LOS LEVANTADORES QUE VEAS

Está bien que te fijes en videos y en consejos de levantadores experimentados, pero la verdad es que no hay que tomárselo todo al pie de la letra, tal como hemos mencionado antes.

Muchas personas pueden llegar a levantar grandes cantidades de peso sin respetar la técnica de la sentadilla. Puede que no veamos el momento exacto en que sufren una lesión, pero eso no quiere decir que lo estén haciendo todo bien.

Recuerda siempre que los seres humanos no somos perfectos, y que no siempre es bueno imitar la técnica de tal o cual levantador, especialmente si notas que su modo de levantar difiere bastante de la técnica básica que has aprendido.

15. TEN PACIENCIA

Todos, a su manera, empiezan en un nivel de levantamiento más bien pobre, así que no te preocupes si conoces a alguien que haya logrado levantar determinada cantidad de peso en menos tiempo que tú. Puede que esa persona haya realizado entrenamientos previos que favorezcan más a su técnica, y eso no significa que tú lo estés haciendo mal.

Ten paciencia. Respeta tus propios tiempos, busca ejercicios auxiliares y concéntrate en progresar un poco cada semana, pero siempre escuchando a tu cuerpo, no a las escalas que otros te dan.

Recuerda también que el tren inferior es la parte más fuerte del cuerpo: después de todo, es sobre esa zona que reposa todo tu peso al estar de pie, así que conseguir que aumente sus capacidades requerirá algo de tiempo.

16. USA TU FUERZA MENTAL PARA LEVANTARTE

Una de las mejores maneras de mejorar la postura de la espalda y la potencia al subir, es practicando un mantra mental como: "¡Vamos, levántate!".

En la fase concéntrica, corremos mayores riesgos de perder la intensidad y la posición erguida de la espalda. Darte un apoyo mental no solo te ayudará a corregir, sino otros fallos como la falta de impulso en los hombros, que puede jugar en contra de tu técnica.

17. CALIENTA TU SISTEMA NERVIOSO CENTRAL

Además del estiramiento y calentamiento cardiovascular necesarios, es útil que hagas una pequeña progresión enfocada en despertar tu sistema nervioso central, especialmente en los días en que vayas a trabajar con más peso.

Un buen método para lograr eso es hacer una progresión de calentamiento similar a la que hemos explicado anteriormente, hasta llegar a hacer una repetición con el 60% de tu repetición máxima. A partir de ahí, sube agregando pequeños saltos de 10% de tu repetición máxima, hasta que hagas una repetición de 100% de tu repetición máxima.

Al calentar de este modo, lograrás despertar tu sistema nervioso central, además de una gran contracción de fibra muscular, lo cual te hará sentir más ligero al momento de realizar las sentadillas en todas las series y repeticiones de tu rutina.

18. CUIDA TUS HOMBROS ABRIENDO MÁS TU AGARRE

No hay un agarre de la barra que funcione bien para todos. Tus manos deberán estar separadas en un punto en el cual a ti te favorezca más.

Si eres muy corpulento, probablemente vas a necesitar separar un poco más las manos a la hora de tomar la barra. Si no respetas estas medidas naturales de tu cuerpo, probablemente acabarás con dolor en los hombros.

19. TEN EN MENTE QUE NINGÚN EJERCICIO ES MEJOR PARA CONSTRUIR PIERNAS

Sí, es verdad que ejercicios como la prensa, las zancadas y otros son muy útiles para desarrollar buenas piernas. Sin embargo, ninguno de estos es capaz de sustituir a las sentadillas, que involucran virtualmente a todo el cuerpo en un trabajo increíble.

Incluso si ya has logrado resultados positivos, procura prolongarlos manteniendo siempre un plan de sentadillas. Prueba a variar la intensidad de la carga por temporadas, o busca alternativas que las hagan más dinámicas. Pero nunca, nunca las dejes.

20. NO TEMAS SI TUS SENTADILLAS NO SON DOLOROSAS

Esto podrá sonar un poco extraño, pero muchas personas tienen la idea de que una buena sentadilla es en la que acabas teniendo un dolor en los cuádriceps. Esto, que para algunas personas podrá ser cierto, en realidad no es necesario.

Las sesiones fuertes de sentadillas pueden dejar dolor breve en los tendones, pero muy rara vez en los cuádriceps, y ciertamente no es algo que debas convertir en tu objetivo.

Manteniendo una buena progresión de la carga y cuidando la técnica como hemos propuesto, no hará falta que busques trucos o te esfuerces de más.

CAPÍTULO 6. EJERCICIOS AUXILIARES PARA CONSEGUIR UNA MEJOR SENTADILLA

Ya hemos mencionado las grandes ventajas de la sentadilla y cómo ésta constituye en sí misma un entrenamiento increíble de pierna. Sin embargo, podemos hacer que sea mucho más efectiva.

Si ya has avanzado con la sentadilla tradicional y aspiras a ejecutarla con mayor fuerza o habilidad, puedes diseñar un programa de entrenamiento que incluya ejercicios auxiliares.

Cuando entrenamos, normalmente dividimos los ejercicios que hacemos en dos categorías: la de los ejercicios principales, que normalmente son ejercicios multiarticulares como la sentadilla, y los auxiliares, que son principalmente ejercicios de aislamiento que nos ayudan a entrenar cada músculo con mayor profundidad.

Las ventajas de entrenar con ejercicios auxiliares son muchas, pero el gran resumen es que no solo nos ayudarán a desarrollar más fuerza en cada músculo involucrado en el ejercicio principal, sino que nos permitirán detectar posibles errores que estén estropeando nuestra técnica

Haciendo un pequeño análisis de la mecánica de la sentadilla, podemos notar cómo en su ejecución se ven involucrados los siguientes músculos y requerimientos:

- Dorsiflexión del tobillo (tibial anterior, peroneo).
- Movilidad de la cadera (rotación interna, aductores y flexores de la cadera).
- Movilidad torácica.
- Estabilidad del core (bajo el término "core" agrupamos músculos de abdomen, cadera, glúteos y espalda baja).

A continuación ofreceremos una lista de ejercicios para cada una de estas áreas. Realizándolos por separado se puede obtener buenos resultados. Sin embargo, también se pueden realizar en una sola rutina, tomando dos ejercicios de cada categoría y realizándolos en 2-3 series, cada una de 10-15 repeticiones.

EJERCICIOS PARA LA DORSIFLEXIÓN DEL TOBILLO

Al realizar la sentadilla, el tobillo deberá hacer una flexión dorsal de aproximadamente 15°. Aunque este es un ángulo relativamente pequeño, de no hacerse bien puede llevar a complicaciones en otras áreas, como las siguientes:

- Pronación, rotación y fractura de la tibia.
- Valgo en las rodillas.
- Rotación interna femoral.
- Carga excesiva en los talones, que se despegan del suelo.

Estos son algunos de los ejercicios que podemos realizar para evitar estos problemas:

ESTIRAMIENTO DEL MÚSCULO SÓLEO (CONTRA LA PARED)

Este ejercicio se centra en dar mayor movilidad al tobillo a través de un estiramiento progresivo. Para realizarlo:

1. Inicia descalzo y de pie frente a una pared, con un pie adelantado, separado a unos 10 cm de la pared, y con el otro pie atrás, apoyado por completo en el suelo.

2. Sin despegar los pies del suelo, extiende la rodilla delantera para tocar la pared con ella. Sostén la posición unos tres segundos y luego vuelve a la posición inicial.

3. Repite el ejercicio con la misma pierna unas 10 veces. Luego cambia de pierna.

DORSIFLEXIÓN DE TOBILLO SOBRE DISCOS

Este ejercicio mejora la movilidad del tobillo al recrear el estiramiento básico que realizamos al acuclillarnos. Para realizarlo:

1.   Inicia de pie, con las puntas de ambos pies apoyadas sobre sendos discos de 2,5 kg o 5kg, que generen inclinación.

2.   Manteniendo la espalda recta y sin separar los pies del suelo, flexiona las rodillas, sin pronación y sin permitir que se colapsen y giren hacia dentro. La idea es que el movimiento solo sirva para dar un ligero tirón al tobillo.

3.   Regresa a la posición de inicio y repite unas 10 veces.

ELEVACIÓN DE TALONES CON MANCUERNAS, SENTADO

Con este ejercicio darás más fuerza y movilidad no solo al tobillo, sino a los músculos gemelos de tus pantorrillas. Para realizarlo:

1. Inicia sentado en el borde de un banco, apoyando una mancuerna sobre cada muslo, con las manos en pronación. Los pies no pueden estar adelantos, sino retos con las rodillas.
2. Eleva ambos talones del suelo, en un movimiento lento y controlado, sin lastimarlos.
3. Regresa a la posición inicial y repite unas 10 veces.

EJERCICIOS PARA LA MOVILIDAD DE LA CADERA

Es muy probable que la cadera sea la zona de tu cuerpo que más te cueste activar durante la sentadilla. Esto se debe a que nuestros hábitos sedentarios tradicionales le restan mucha movilidad, especialmente en lo que se refiere a su propia movilidad interna.

MOVILIZACIÓN DE CADERA Y RODILLAS, TUMBADO

Este movimiento trabaja la rotación interna de la cadera. Para realizarlo:

1.   Inicia tumbado en el suelo bocarriba, con las rodillas separados formando una V y con los pies flexionados, cerca de los glúteos.
2.   Acerca una rodilla a la otra cuanto puedas, manteniendo el estiramiento por al menos dos segundos.
3.   Sepáralas nuevamente y repite el ejercicio unas 10 veces.

ESTIRAMIENTO DE ADUCTORES

Otro problema frecuente en la movilidad de la cadera es el de los aductores acortados, lo cual dificulta la flexión y extensión de la cadera. Para corregirlo, realiza el siguiente ejercicio:

1. Inicia con una rodilla apoyada en el suelo, mientras extiendes la otra pierna en perpendicular, hacia el lado contrario. Debes permanecer con el torso inclinado hacia delante, con las manos apoyadas en el suelo.

2. El ejercicio consistirá en balancear las caderas hacia delante y hacia atrás lentamente durante unos 15 segundos, manteniendo neutra la columna en todo momento.

3. Repite el ejercicio cambiando de lado.

ELEVACIÓN DE PIERNA UNILATERAL

Con este ejercicio se favorece la movilidad de la cadera, a través del estiramiento del músculo psoas iliaco. Para realizarlo:

1.   Acuéstate en el suelo bocarriba, con las piernas extendidas y los brazos en los costados. Puedes apoyarte colocando las manos debajo de tus glúteos, pero la espalda debe permanecer apoyada firmemente en el suelo.

2.   Partiendo de esta postura, eleva ambas piernas hasta un ángulo de 90º.

3.   Deja caer una pierna a la vez, sin tocar el suelo, y llévala nuevamente arriba. Entonces repite el ejercicio con la otra pierna.

4.   Haz este ejercicio unas 15 veces por cada pierna.

PUENTE

La postura del puente es útil para la cadera, así como para los glúteos y piernas. Para realizarla:

1. Inicia acostado en el suelo tumbado bocarriba, con las rodillas flexionadas, de modo que tus pies queden cerca de tus glúteos. Los brazos deben permanecer apoyados en el suelo, a los costados.

2. Manteniendo los pies firmemente apoyados en el suelo, eleva los glúteos hasta que quedes formando una línea diagonal desde las rodillas hasta los hombros. Mantén la posición por unos 3 segundos.

3. Regresa a la posición inicial y haz 10-15 repeticiones.

ZANCADA LATERAL

Otro ejercicio excelente para fortalecer los aductores. Para realizarlo:

1. Inicia de pie, con los separados según el ancho de las caderas y los brazos elevados frente a ti, paralelos al suelo.

2. Da una gran zancada lateral con una pierna, de modo que quedes apoyado sobre esa pierna flexionada, mientras la otra permanece extendida perpendicular.

3. Haz fuerza glúteo y muslo para regresar nuevamente a la posición de inicio.

4. Repite el ejercicio unas 10 veces con la misma pierna. Luego cambia de lado.

EJERCICIOS PARA LA MOVILIDAD TORÁCICA

Una pobre movilidad torácica dificultará el movimiento de hombros y la posición de los brazos durante la ejecución de la sentadilla. Para corregirlo, realiza los siguientes ejercicios:

ROTACIÓN TORÁCICA

Este ejercicio no solo favorece la movilidad del tórax, sino que involucra trabajo de core y del músculo serrato. Para realizarlo:

1. Inicia en el suelo bocabajo, sobre tres puntos de apoyo: la mano izquierda y ambos pies. La mano derecha permanece tocando la sien derecha.
2. Gira el tronco hacia arriba y hacia abajo, en la medida en que te lo permita la posición.
3. Haz unos 10 giros y luego cambia de lado.

NO MONEY DRILL

Con este ejercicio trabajamos la movilidad de glenohumeral y la estabilidad de la escápula. Para realizarlo:

1. Inicia de pie, con los codos pegados a los costados y flexionados, de modo que los antebrazos queden paralelos al suelo y mirando a los lados.
2. Manteniendo los brazos cerca del cuerpo, gira los antebrazos hacia fuera y hacia dentro, de modo que las manos se encuentren en el centro frente a ti.
3. Continúa haciendo girar los brazos hasta completar unos 15 segundos.

EXTENSIÓN TORÁCICA SOBRE FOAM ROLLER

Una correcta extensión torácica favorece la postura de las vértebras durante el ejercicio. Para realizarla:

1. Apoya la zona media de tu espalda en el foam roller y flexiona las rodillas, manteniendo los pies firmemente apoyados en el suelo.
2. Pon tus manos detrás de tu cabeza y cierra los codos de modo que se toquen entre sí.
3. En un movimiento lento y controlado, extiende el tórax llevando la cabeza hacia atrás, dejando que tu espalda gire de manera natural sobre el rodillo.
4. Regresa la posición de inicio y repite al menos 5 veces.

FLEXIONES DE YOGA

Esta variante de las flexiones de brazos tradicionales te ayudará a ganar fuerza y flexibilidad en el tórax. Para realizarlas:

1.   Inicia en el suelo bocabajo, en la posición alta de la flexión tradicional: manos apoyadas en el suelo en línea recta con los hombros, y pies en punta, un poco menos separados que el ancho de tus caderas.

2.   Manteniendo la espalda recta, baja flexionando los codos para hacer una flexión tradicional.

3.   Cuando estés arriba nuevamente, extiende tus caderas hacia arriba y posiciona la cabeza entre los brazos, de modo que quedes forman una V invertida, al ser visto de perfil. Mantén esta posición por unos 3 segundos.

4.   Regresa a la posición inicial y repite el ejercicio.

EJERCICIOS PARA LA ESTABILIDAD DEL CORE

El core es un término proveniente del inglés que se usa para designar al grupo de músculos que sirven como núcleo o centro de la postura: abdominales, músculos de la pelvis, lumbares, musculatura profunda de la columna y glúteos. Es un grupo muscular importante y determinante en las sentadillas.

Para trabajar la estabilidad del core y mejorar tus sentadillas, puedes realizar los siguientes ejercicios:

PLANCHA SPIDERMAN CON ELEVACIÓN DE BRAZO

Este ejercicio trabaja la flexibilidad de isquiotibiales y aductores. Para realizarlo:

1.	Inicia de pie, con los pies separados según el ancho de tus caderas.
2.	Da una zancada larga al frente con un pie, y al caer pon ambas en el suelo, paralelas con tu pantorrilla.
3.	Manteniendo una mano en el suelo eleva la otra, girando el torso hacia fuera hasta que tu brazo quede extendido por encima de tu cabeza. Sostén la posición por unos 3 segundos.
4.	Invierte todo el movimiento para regresar a la posición inicial.
5.	Repite el ejercicio unas 10 veces con cada pierna, y luego cambia de lado.

ABDOMINALES EN V

Este ejercicio trabaja la fuerza en el abdomen y movilidad de cadera. Para realizarlo:

1.   Inicia acostado en el suelo bocarriba, con las piernas y los brazos extendidos.

2.   Espira el aire y eleva del suelo el tronco y las piernas al mismo tiempo, de modo que formes una V con el cuerpo al llegar arriba. Sostén la posición unos dos segundos.

3.   Inspira y vuelve a la posición de inicio. Repite el ejercicio unas 10 veces.

SUPERMAN

Probablemente este sea el ejercicio más concentrado en el trabajo lumbar que podamos conseguir. Para realizarlo:

1.   Comienza acostado en el suelo bocabajo, con las piernas y los brazos extendidos.

2.   Eleva brazos y piernas al mismo tiempo. Mantén la posición por unos 4 segundos, generando cierta presión con abdomen y espalda.

3.   Vuelve a la posición inicial y realiza unas 10 repeticiones del ejercicio.

CAPÍTULO 7. CÓMO CONSEGUIR TU PRIMERA DOMINADA

Para quienes gastan su tiempo diciendo que los ejercicios de peso corporal no son capaces de ayudarnos a desarrollar fuerza y músculo, hay un ejercicio que cae como una respuesta fulminante: las dominadas.

Probablemente no haya un ejercicio de peso corporal que plantee un trabajo más completo para tren superior que las dominadas. Hombros, bíceps, pecho, tríceps, espalda y abdominales se involucran cada vez que intentamos subir y bajar en la barra, en un trabajo conjunto y eficaz.

Como sucede con todo lo que vale la pena en esta vida, realizar una dominada no es fácil en absoluto. Las salas de foros en Internet están saturadas con preguntas de usuarios de cualquier edad y nivel de entrenamiento, solicitando consejos sobre rutinas de progresión, métodos de entrenamiento efectivos, suplementos y posibles ejercicios auxiliares que ayuden a hacer más sencillo el trabajo, pero la verdad es que no hay un camino fácil: hacer una dominada correctamente conlleva a la vez un gran desarrollo de fuerza y un buen dominio de la técnica. Sin embargo, otras personas ya han pasado por ese camino antes de nosotros, y atendiendo a algunos consejos básicos de entrenamiento podremos llegar a dominarlas.

¿CÓMO SE EJECUTA UNA BUENA DOMINADA?

A pesar de que su mecánica puede parecer sencilla a simple vista, hacer una dominada requiere un mínimo de medidas de seguridad y técnica que se deben considerar.

1. SEPARACIÓN DE LAS MANOS AL TOMAR LA BARRA

Existen distintas aperturas de brazos para hacer el agarre de las dominadas, según la zona que queramos trabajar. Sin embargo, la posición tradicional y más recomendable para principiantes es con las manos separadas apenas un poco más que el ancho de los hombros. Una apertura mayor o menor que esa dificultaría el trabajo cuando se es novato.

Es importante además que el modo de entrar en el ejercicio sea el adecuado. No se debe saltar para tomar la barra, sino que tenemos que asegurarnos de hacerlo debidamente, guardando la separación correcta de las manos. Si es preciso, usar un banco pequeño para alcanzar la barra sería recomendable.

2. TIPO DE AGARRE RECOMENDADO

Hay dos tipos de agarre frecuentes en las dominadas tradicionales: el agarre en pronación, con las palmas de las manos mirando hacia abajo, y el agarre en supinación, con las palmas de las manos mirando hacia arriba. El agarre mixto no es recomendable.

De los dos tipos de agarre recomendados, el agarre en pronación es el más útil para empezar.

3. POSICIÓN DE LAS PIERNAS

Las piernas deben estar recogidas hacia atrás durante el ejercicio. Aunque esta es la posición más evidente, hay personas que no lo respetan y acaban con una carga extra innecesaria sobre los abdominales.

Si el espacio lo permite, otro método válido sería simplemente dejarlas extendidas y juntas, siempre estáticas.

4. CUÁNTO SE DEBE SUBIR Y BAJAR

El movimiento al realizar la dominada debe ser total. Esto quiere decir que al iniciar el ejercicio los brazos deben estar extendidos por completo.

La manera correcta de subir es flexionando los codos y manteniendo el pecho en alto. Para que el ejercicio se considere correctamente ejecutado, la subida debería prolongarse hasta que la barbilla supere la barra. En un caso ideal, se podría tocar la barra con el pecho. Esto, claro está, no se va a lograr en los primeros intentos.

También es importante que los brazos queden extendidos por completo a bajar entre las repeticiones. Bajar solo hasta la mitad del recorrido se considera trampa, salvo que ya se tenga experiencia y se decida hacer una variante de este tipo para trabajar un músculo de un modo más aislado.

5. NO COMETER ERRORES EN LA TÉCNICA

Los errores más comunes durante las dominadas se realizan en la fase concéntrica del ejercicio, que sería la del ascenso.

Es común ver a los principiantes intentar ayudarse durante el ascenso balanceando las piernas o flexionando más un brazo que otro. Esto no solo está mal sino que podría ser contraproducente, ya que al mover las piernas y los brazos ponemos más trabajo sobre nuestra zona abdominal.

7 EJERCICIOS PARA CONSEGUIR LA PRIMERA DOMINADA

Como se ve, realizar una dominada correctamente no es tan sencillo como lo hacen parecer los fanáticos de los ejercicios de calistenia. Por eso no viene mal recibir un poco de ayuda previa, entrenando fase por fase, con ejercicios auxiliares.

1. AGARRE DE MANCUERNAS

El objetivo de este ejercicio no será realizar repeticiones para aumentar fuerza en los brazos, sino trabajar directamente sobre las manos, aumentando nuestra capacidad de agarre. Para realizarlo:

1.   Inicia de pie, con la espalda recta y sosteniendo una mancuerna en cada mano a los costados. El peso de la mancuerna deberá resultarte retador, pero no excesivo.

2.   El objetivo será aguantar con las mancuernas durante 30 seguidos, luego soltarlas, descansar 60 segundos y repetir todo de nuevo 3 veces.

Es importante que no disminuyas el tiempo ni las repeticiones. Si te resulta excesivo, busca mancuernas un poco más ligeras.

Si te sientes con un poco más de fuerza, también puedes probar realizando el ejercicio con un disco en cada mano, procurando que este no se deslice de tus manos.

2. DOMINADAS ISOMÉTRICAS

Esta variación de las dominadas es una buena manera de empezar a darte confianza en la barra en tanto terminas de desarrollar fuerza para ejecutar el ejercicio completo. Para realizarlas:

1.   Inicia sujetando la barra con ambas manos en pronación, cubriéndolas por completo con los dedos para dar firmeza al agarre.

2.   Despega los pies del suelo y haz fuerza en el abdomen, a la vez que subes hasta quedar en la posición alta de la dominada, con la barbilla por encima de la barra (si es necesario, apóyate con un banco para llegar ahí). Sostén la posición por unos 10 segundos.

3.   Es importante que mientras estés arriba no pienses en cuán rápido vas a bajar de vuelta al suelo, sino que te concentres en el esfuerzo y la posición en que se encuentran tus escápulas.

4.   Una vez transcurridos los 10 segundos, desciende nuevamente al suelo y realiza nuevamente el ejercicio 5 veces.

3. DOMINADAS ESCAPULARES

Aunque no lo parezcan a simple vista, las dominadas son en realidad un ejercicio muy concentrado en la espalda, que dependerá en gran medida de la fuerza de tus escápulas. Para ayudarte a entrenarlas, puedes probar con esta sencilla variación:

1. Inicia colgando de la barra con los brazos extendidos.
2. Concéntrate en hacer un movimiento de ascenso y descenso con las escápulas (ubicadas detrás de tus hombros), que sea corto y lento, claro está.
3. Relaja por un par de segundos entre cada repetición, y haz el ejercicio por unas 15 veces.

4. REMO MURCIÉLAGO EN BANCO INCLINADO, CON MANCUERNAS

Otro ejercicio para las escápulas, que también trabaja en menor medida los tríceps y deltoides. Para realizarlo:

1. Inicia bocabajo en un banco inclinado a unos 50° o 60°, sosteniendo un par de mancuernas en cada mano con agarre neutro (palmas de las manos mirándose entre sí). La barbilla debe estar apoyada en el borde del banco, y las piernas bien plantadas en el suelo o con los tobillos apoyados detrás del rodillo del banco.

2. Realiza un remo simultáneo con ambas manos, de manera de las mancuernas queden a la altura de los serratos.

3. Sostén la posición durante unos 10 segundos, respirando lentamente.

4. Regresa las mancuernas abajo y descansa unos 5 segundos.

Repite el ejercicio unas 5 veces.

5. PLANCHA SOBRE LAS PALMAS DE LAS MANOS

También conocida como plancha alta. Se trata de un ejercicio de peso corporal aparentemente inofensivo, pero bastante retador para el abdomen, pecho y piernas. Para realizarla:

1.   Inicia bocabajo en el suelo, en la posición alta de la flexión de brazos, con las manos en línea recta con los hombros y los pies guardando una separación pequeña entre sí.
2.   Este es un ejercicio isométrico, así que el objetivo será permanecer en esa posición durante 30 segundos, sin dejar caer las caderas o flexionar los brazos. Para conseguir esto, debes mantener presión en abdomen y glúteos.
3.   Descansa 15 segundos.

Repite todo el ejercicio unas 3 veces.

6. ENCOGIMIENTO ISOMÉTRICO CON PIERNAS ELEVADAS

Este ejercicio también es conocido como encogimiento isométrico banana. Su esfuerzo se deja sentir a lo largo y ancho del abdomen, las caderas y glúteos. Para realizarlo:

1.   Inicia tumbado bocarriba en el suelo, con las piernas y brazos extendidos como cuando vas a realizar los abdominales en V.

2.   Eleva brazos, cabeza y piernas separándolos unos cuantos centímetros del suelo (no eleves el tronco). Es importante que la tensión se centre en el abdomen y no en el cuello.

3.   Sostén la posición durante unos 15 segundos, y luego regresa a la posición inicial.

Descansa 10 segundos y repite 5 veces el ejercicio.

7. TIRÓN DE POLEA SUPINO, EN BANCO INCLINADO

1.	Inicia recostado en un banco inclinado, de espaldas a la máquina de poleas, agarrando la barra con manos por encima de la cabeza.

2.	Manteniendo los brazos extendidos, tira de la polea hasta que tus manos lleguen a tu entrepierna. El movimiento describe un arco que parte desde encima de tu cabeza al borde interno de tus muslos.

3.	Regresa suevamente a la posición inicial, mientras aprietas las escápulas.

Realiza el ejercicio unas 15 veces.

CAPÍTULO 8. CÓMO MEJORAR EL PRESS DE BANCA

Siempre que empezamos en un gimnasio, normalmente las primeras semanas las pasamos entre mancuernas y máquinas para ejercicios de aislamiento. Aunque este método es útil para ir entrando en calor, si nos quedamos estancados en ese punto difícilmente llegaremos a percibir buenos resultados. Es entonces cuando los ejercicios multiarticulares entran en función.

Se trata de un paso necesario: los ejercicios multiarticulares no solo sirven para poner a prueba las habilidades que has venido desarrollando, sino que además ayudan a lograr mejores resultados involucrando una mayor porción de músculos en un mismo trabajo. En este sentido, el press de banca es una de las mejores opciones que puedes escoger.

Este ejercicio existe desde las épocas más primitivas del entrenamiento con pesas. Parece muy sencillo a simple vista, pero que requiere un conocimiento de su técnica. Por eso, a fin de entender los primeros pasos en su ejecución, no solo debes entender como realizarlo, sino los múltiples objetivos que podrás alcanzar con él.

TÉCNICA CORRECTA PARA REALIZAR EL PRESS DE BANCA

Cuando vayas adquiriendo experiencia en el gimnasio, verás que los sujetos que son capaces de hacer el press de banca con unos 80-100 kg normalmente son vistos como auténticos héroes en los gimnasios comerciales. Sin embargo, sabemos de atletas de NFL y levantadores que, sin necesidad de lucir como atletas de powerlifting, son capaces de levantar el doble de su peso en este ejercicio. ¿Cuál es la diferencia entonces?

Lo que hace la diferencia fundamental en el press de banca son los pequeños detalles. Cambios del agarre, la velocidad del levantamiento o la postura de las piernas, son aspectos mínimos que podrán significar una gran diferencia a largo plazo, y hay que reparar en ellos.

A continuación, presentamos una descripción detallada de los fundamentos del press de banca, basándonos en los principios propuestos por Bret Contreras, entrenador personal especializado en la fuerza, acreditado por publicaciones y asociaciones de entrenamiento de fuerza alrededor del mundo.

1. ANCHURA DE AGARRE

La cuestión del agarre en el press de banca es en realidad algo muy personal: dependerá de los objetivos con que cada quien vaya a entrenar.

Mientras que los levantadores de powerlifting o los culturistas utilizan un agarre bastante ancho, con los brazos casi paralelos al suelo, un agarre más estrecho puede ayudarnos más a ganar fuerza y longevidad a nivel de los hombros.

No se puede hablar de centímetros o medidas exactas que funcionen igual para todos. La recomendación, sin embargo, es que las manos estén separadas de modo que los brazos queden en un ángulo de 45 grados en relación con el cuerpo en la parte alta del ejercicio, y que las muñecas se ubiquen justo por debajo de los codos al final de la repetición.

2. OMÓPLATOS

Aunque el press de banca se enfoca principalmente en el pecho, es un ejercicio que depende mucho del modo en que trabaje la espalda, y los omóplatos, también conocidos como escápulas, juegan un papel importante

Durante el press de banca, los omóplatos deben acompañar al movimiento, contrayéndose en la parte baja del ejercicio (final de la parte excéntrica).

La recomendación en este caso es que realices el ejercicio imaginando que realizas un movimiento de remo, llevando los omóplatos hacia atrás y manteniéndolos así durante todo el ejercicio.

Es importante además que no dejes que los hombros se redondeen al mantener la barra elevada. Enfócate en mantener el pecho hacia arriba y los omóplatos siempre pegados a la caja torácica.

3. POSICIÓN DE PIES

Aunque la mayor parte del cuerpo se encuentra sobre el banco, el press de banca logra involucrar a tantos músculos que es necesario dar firmeza al movimiento, y para esto es necesario apoyarse con los pies.

Asegúrate de mantener los pies apoyados por completo sobre el suelo al iniciar el ejercicio. Cuando realices la repetición, empuja además con los talones para crear mayor tensión en el cuerpo.

4. TENSIÓN CORPORAL

Una vez que los hombros están en posición y los pies se encuentran haciendo presión en el suelo, es hora de realizar la primera repetición. Este aunque, no lo creas, es el momento más difícil según diversos powerlifters, pues es necesario que el cuerpo responda bien al sujetar la barra.

La tensión, como hemos dicho, es fundamental a la hora de realizar ejercicios que requieren de las fibras de muchos músculos del cuerpo.

En el caso del press de banca, la tensión se logra manteniendo el aire en abdomen, con cierta presión, a la vez que se empuja con los pies en el suelo y se tensan los glúteos. Estos movimientos sirven para dar estabilidad al movimiento y para proteger a la columna.

5. TRAYECTORIA DE LA BARRA

Al momento de desplazar la barra es cuando más errores se cometen.

Muchas personas cometen la equivocación de bajar la barra directamente sobre la parte alta del pecho, lo que genera una tensión excesiva en los hombros. El movimiento, en realidad debería describir un arco en que la barra pase de estar frente a los hombros hasta quedar sobre de los pezones.

Cuando la barra esté sobre tu pecho, puedes hacer una pequeña pausa de unos 3 segundos. Esto hará más difícil el movimiento, pero hará que saques mayor provecho a la fase excéntrica.

Al momento de subir la barra, debes invertir el movimiento del arco que hiciste al principio, a la vez que empujas con los pies y con la espalda para levantarla con control.

OBJETIVOS DEL PRESS DE BANCA

Con el press de banca puedes cumplir diferentes objetivos, desde hipertrofiar hasta desarrollar los distintos tipos fuerza y velocidad de las fibras. También puedes combinar distintos entrenamientos para mejorar poco a poco la técnica, en un desarrollo integral del ejercicio.

A continuación te detallamos los diferentes objetivos que puedes lograr con el press de banca y los pasos necesarios para lograrlos.

1. MEJORAR TU 1RM

Existen distintos métodos para aumentar la fuerza (entendida como el aumento de la repetición máxima), pero sin duda ir al gimnasio y matarse con levantamientos excesivamente pesados no es una de ellas. Todo proceso conlleva su tiempo y su grado de adaptación; si no respetas esto, puede que ganes algo de fuerza y masa si eres novato, pero al final te estancarás.

Si lo que deseas es aumentar tu 1RM en press de banca, estos métodos sencillos te resultarán mucho más útiles:

- **Series normales**: consiste en trabajar con el mismo peso en un mismo rango de repeticiones, con un número prescrito de series. En este caso, lo más efectivo es hacer de 3 a 5 series de 1 a 5 repeticiones. El objetivo es levantar lo suficientemente pesado hasta aproximarse al fallo, pero reservándote una o dos repeticiones. Lo más recomendable es hacer 3-5 series x 5 repeticiones, pero no es un método recomendable para hacerlo varias veces por semana, a menos que entrenes un poco menos pesado.

- **Series ascendentes**: si lo que buscas es más hipertrofia, este sería el método más recomendable; sin embargo, haciéndolo con pocas repeticiones también servirá para incrementar la fuerza. El rango de series y repeticiones será el mismo de las series normales, pero irás aumentando el peso progresivamente cada semana, en un rango de un 5% aproximadamente.

- **Repeticiones con pausa**: este método, que ya hemos mencionado por encima previamente, consiste en sostener la postura durante la parte baja de la repetición por un 1-3 segundos (si son 3, mucho mejor). Con este método ponemos a trabajar más al músculo, pues evitamos que se ayude de la elasticidad y movimiento reflejo para volver a subir la carga; es decir, generarás tensión pura y dura.

- **Trabajo de velocidad**: trabajando la velocidad de reacción de las fibras musculares, también se entrena la fuerza. Esto no deja de ser curioso, debido a que la máxima cantidad de fuerza se genera cuando la masa es muy alta y la aceleración es más lenta, pero está comprobado que es un método que funciona. Para intentarlo, deberás levantar cargas ligeras a gran velocidad. Un ejemplo de este tipo de rutina sería coger el 60% de tu 1RM y realizar 8 series de 3 repeticiones tan explosivamente como puedas con 1 minuto de descanso entre series.

- **Trabajo de perfeccionamiento**: se trata de métodos auxiliares para mejorar la técnica de levantamiento. Ejemplo de estos métodos sería realizar los ejercicios apelando a técnicas de resistencia, como el uso de cadenas o bandas sujetas a los extremos de la barra. Si no cuentas con el equipamiento adicional para añadir resistencia, puedes probar con ejercicios parciales como el floor press, que mejora el rango de movimiento.

2. MEJORA TU RÉCORD DE REPETICIONES

Existen diferentes eventos de levantamiento donde se compite para determinar quién levanta un determinado peso (por ejemplo, tu peso corporal) el máximo número de veces posible. Además, entrenar para aumentar las repeticiones en press de banca también hará que aumentes tu récord de flexiones, algo que puedes necesitar en pruebas físicas en el futuro.

- **Clusters**: los clusters son series únicas, dobles o triples realizadas varias veces con un periodo de descanso de 10-20 segundos más o menos. La diferencia entre estas series y las normales son los descansos más cortos, lo que te permitirá seguir levantando pesado pero incrementando tu capacidad de trabajo. Un ejemplo sería levantar 90 kg x 2 repeticiones x 4 rondas con 10 segundos de descanso entre series. Si quieres realizar 4 series cluster en un entrenamiento, asegúrate de descansar 2 o 3 minutos entre cada una.

- **Escalera descendente**: se realiza con un peso único, empezando con un número determinado de repeticiones (por ejemplo, 8), y realizando las siguientes con el mismo número de repeticiones pero restándole una respecto a la anterior. Un ejemplo sería levantar 110 kg para 8 repeticiones en la primera serie, 7 en la segunda, 6 en la tercera... hasta llegar a hacer una sola repetición. El objetivo es conseguirlo descansando lo menos posible entre series, lo cual supone una manera excelente de construir capacidad de trabajo y resistencia.

- **Series descendentes**: consiste en ir bajando el peso en cada serie. El número de repeticiones no tiene que ser constante y el objetivo es realizar cada serie cerca del fallo (y no al fallo total), descansando lo menos posible entre series. Lo bueno de una serie descendente es que te permite seguir levantando kg, aun habiendo alcanzado el fallo. Para ello, una buena idea es cargar la barra con discos pequeños de 5 y 10 kg para que la bajada en cada serie sea más apropiada.

- **Series descendentes mecánicas**: en este tipo de series no bajas el peso, sino que cambias la posición de tu cuerpo para contar con una ventaja mecánica. En el caso del press de banca, lo ideal sería contar con mancuernas y un banco reclinable. Se empezaría con el banco inclinado a 60-70 grados, a continuación bajaríamos a 45º, posteriormente a 15-30º y finalmente haríamos una serie final con el banco totalmente plano. El objetivo es realizar una serie y quedarse a una o dos repeticiones cerca del fallo en la primera, tratando de igualar o superar el número de repeticiones en las series restantes. Se debe descansar el tiempo suficiente para reajustar el banco y volver a la posición inicial del ejercicio.

- **Series pirámide**: las series pirámide consisten en varias series de peso ascendente mientras se disminuye el número de repeticiones en cada una, con una *back off set* realizada al final. Después de haber fatigado los músculos, vuelve a bajar el peso y haz repeticiones hasta el fallo. Esta última serie será la que realmente incremente tu máximo de repeticiones. Descansa 2-3 minutos entre series.

- **Flexiones**: después de haber realizado una sesión de press de banca, haz de 1 a 3 series de flexiones hasta el fallo para complementar la rutina de ese día.

3. OTROS FACTORES A CONSIDERAR

A pesar de que el press de banca se enfoca en el desarrollo de los pectorales, es importante realizar trabajo accesorio para fortalecer los demás músculos implicados en el movimiento. Estos músculos son: el tríceps, el deltoides frontal y la musculatura de la espalda alta.

Otro tipo de trabajo accesorio que podemos realizar, es entrenar por separado las distintas fases del movimiento, por ejemplo, el punto de estancamiento, donde el movimiento de la barra se detiene. También es útil entrenar la fuerza en el punto de bloque de los codos o en la posición inicial.

Dependiendo de nuestro nivel de entrenamiento, necesitaremos una cantidad de trabajo mayor o menor para realizar el entrenamiento accesorio. Sin embargo, un rango de 8-12 repeticiones es útil para casi cualquier levantador. Para los principiantes, es necesario recordar que este trabajo solo debe ser complementario, y no se debe abusar de él.

Estos son algunos ejercicios accesorios que nos pueden ayudar durante la ejecución del press de banca:

- **Fortalecimiento del tríceps**: para entrenar el tríceps, podemos usar ejercicios como las extensiones de tríceps en polea, o el press francés con barra Z o mancuernas. Eso es importante, debido a que muchos atletas fallan en las partes del ejercicio en que los tríceps están más involucrados, que es en la mitad y en la parte final del ejercicio.
- **Fortalecimiento del deltoides frontal**: fortaleciendo

el deltoides facilitaremos la flexión del hombro, lo que ayudará a mejorar la técnica tanto en la subida como en la bajada. Ejercicios útiles para trabajar esta zona son las elevaciones frontales y el press cerrado.

METODOLOGÍA DE ENTRENAMIENTO DEL PRESS DE BANCA

La metodología de entrenamiento en el press de banca debe ser progresiva, de acuerdo con el tiempo que se vaya entrenando. Normalmente, los atletas menos experimentados necesitarán hacer rangos de repeticiones y series que podríamos llamar normales, en contraste con los levantadores más avanzados que aumentan o reducen las cantidades de estas, de acuerdo con objetivos específicos.

ENTRENAMIENTO PARA NOVATOS

Los levantadores menos experimentados deben comenzar construyendo una base de fuerza general, antes de empezar con métodos de levantamiento más específicos y cargas más elevadas. Este es un buen ejemplo del entrenamiento que deberían seguir:

- **Series normales**: 5×5 con 85 kg.
- **Series ascendentes**: 60×5, 80×5, 85×5, 90×5.
- **Repeticiones con parada**: 3×3 con 85 kg, con parada en la parte baja de cada repetición.
- **Series pirámide**: 85×8, 90×5, 100×2, 85×7.
- **Flexiones**: 100×3, 100×3, 105×1 y una serie de 18 flexiones.

AVANZADOS

Una vez que se ha construido una buena base de fuerza, se debe elevar el reto, de modo que el atleta tenga que trabajar en estado de fatiga, a través de una metodología de trabajo como esta:

- **Clusters**: 125×2, descansar 10 segundos, y repetir 3 veces más (eso sería un cluster).
- **Escalera descendente**: 100×6/5/4/3/2/1.
- **Series descendentes mecánicas**: 35kg/m con banco a 60º, 35 kg/m con banco a 45º, 35 kg/m con banco a 30º, 35 kg/m con banco plano.
- **Series descendentes**: 2 o 3 series de calentamiento y después: 100×8, 85x5, 70×3 y 60×3.
- **Trabajo de especialización**: con bandas, cadenas, board press, floor press.

CONCLUSIONES

Como se podrá ver, muchas de las técnicas para avanzados están enfocadas en incrementar el número de repeticiones, sin embargo esto no significa que estos métodos no puedan ser usados tampoco para incrementar el 1RM, ya que de hecho ambas habilidades se retroalimentan mutuamente.

Otra consideración a tener en cuenta es que los métodos señalados para atletas novatos pueden ser usados también por los más experimentados para ganar fuerza. Sin embargo, aunque un novato quiera incrementar su número de repeticiones, continuará siendo mejor opción para él trabajar exclusivamente la fuerza, mientras que los más experimentados necesitarán emplear técnicas más específicas.

De cualquier forma, lo fundamental en el press de banca será siempre crear una basa sólida primero, apuntando a un entrenamiento permanentemente progresivo.

CAPÍTULO 9. CÓMO MEJORAR LA TÉCNICA DEL PESO MUERTO

El peso muerto es otro ejercicio multiarticular que no puede faltar en ninguna rutina, y no nos referimos solo a las rutinas de fuerza, sino también a los períodos de definición y volumen.

Todos hemos visto a alguien haciendo el peso muerto, y podríamos describirlo en dos frases cortas: agacharse para tomar una barra y luego subirla con los brazos extendidos hacia abajo. Sin embargo, como todos los ejercicios que hemos visto hasta ahora, el peso muerto no es tan sencillo como puede parecer a simple vista.

Cuando se entrena para aumentar la fuerza, el peso muerto se convierte fácilmente en el ejercicio más demandante para el sistema nervioso central (SNC), lo que quiere decir que su esfuerzo se ve reflejado sobre el encéfalo y la médula espinal, dos zonas muy delicadas.

Si queremos entrenarlo debidamente para aumentar la fuerza, es necesario conocer su técnica y encontrar una frecuencia, intensidad y progresión que nos permita mejorar nuestra 1 RM.

TÉCNICA ADECUADA PARA REALIZAR EL PESO MUERTO

A pesar de lo libre que se ve a primera vista, la **técnica del peso muerto** es un proceso cuidadoso, dividido en fases que reducen el impacto del levantamiento. Por otra parte, también es necesario conocer la correcta posición de los distintos miembros del cuerpo durante el ejercicio.

POSICIÓN DE PIES

En el peso muerto con barra tradicional, los pies se deben colocar separados a una distancia similar a la de los hombros (a veces un poco más, otras un poco menos), con las manos colocadas justo frente a las piernas. Muchos levantadores prefieren que las puntas de los pies apunten recto mientras que otros prefieren rotarlas hacia fuera, a unos 45°. Dependerá de la preferencia de cada quien.

Si tienes problemas con la apertura de los pies, encuentra la que se adapte a tu anatomía a través de un ejercicio práctico: utiliza la que te resulte cómoda para realizar un salto un vertical, ya que el principio del movimiento que realizan las piernas es el mismo.

POSICIÓN DE LA BARRA CON RESPECTO A LA ESPINILLA

La posición de la barra en relación con la espinilla depende mucho del atleta. Algunos levantadores prefieren alinearse directamente contra la barra, otros situarse a unos 5 cm y otros a unos 10 cm

Aunque la posición inicial de la barra dependerá del atleta, el consejo para todos es que la barra quede sobre al menos un segmento del pie, bien sea sobre la punta o el empeine.

La antropometría va a jugar un papel muy importante en cuanto a la lejanía a la que un atleta debe situarse de la barra, así que también es importante experimentar para averiguar cuál es la que mejor opción para cada uno.

Colocarse muy cerca de la barra puede limitar la actividad de los cuádriceps, mientras que situarse muy lejos de ella puede perjudicar al equilibrio del atleta y provocar una carga lumbar excesiva. En caso de que se vaya a realizar un peso muerto estilo sumo, entonces la barra sí debería tocar las espinillas.

OPCIONES DE AGARRE DE LA BARRA

El agarre más usado en el peso muerto tradicional es el agarre prono. Sin embargo, cuando se va a entrenar el peso muerto para desarrollar fuerza, como en el powerlifting, el agarre mixto (una mano en supinación y la otra en pronación) es muy útil para dar más estabilidad a los brazos.

Un aspecto que hay que tener en cuenta, es que mantener la mano en supinación aumenta el riesgo de desgarre de bíceps, por lo cual deberías alternar la posición de las manos en cada serie de peso muerto que hagas.

Si lo que deseas es tener bastante seguridad en tu agarre, puedes probar el agarre gancho. Este es otro método común en el powerlifting, pero poco usado en otros estilos de levantamiento, porque puede ser doloroso. Este estilo consiste en que el pulgar rodee la barra y que los dedos índice y corazón rodeen el pulgar para amarrarlo.

La última opción de agarre siempre debe ser el uso de agarraderas. En powerlifting y halteroflia las agarraderas no están permitidas, pero si lo suelen estar en las competiciones de strongman. La razón de esto es que entrenar con agarraderas puede limitar las ganancias de fuerza en antebrazos y no permite que se desarrollen los músculos para el agarre, por lo que es conveniente utilizarlas moderadamente.

Como dato adicional, puedes mejorar tu agarre utilizando algo de tiza en tus manos. Esto es bastante útil para los atletas que recién comienza con el peso muerto.

POSICIÓN Y ALTURA DE LA CADERA

El error más común de los levantadores novatos es iniciar el movimiento con las caderas muy bajas. Básicamente, inician acuclillados como si de una sentadilla profunda se tratara. Esto no solo entorpece el rango de movimiento, sino que pone una dificultad innecesaria en las piernas y no deja que desarrollen su fuerza por completo.

La posición correcta de las caderas al iniciar el ejercicio es a media altura. Si necesitas una ayuda visual, grábate de perfil mientras haces el ejercicio. El modo en que te debes ver es con tus caderas entre tus rodillas y tus hombros (en términos de altura, claro está).

La posición de partida del peso muerto puede tener pequeños cambios, dependiendo del atleta. Los levantadores con ciertas proporciones anatómicas como fémures cortos o brazos largos se situaran más rectos (cadera a la altura de las rodillas), mientras que levantadores con fémures largos, torso corto y brazos cortos permanecerán mucho más horizontales (cadera a la altura de los hombros).

POSICIÓN DE LA ESPINA DORSAL

Es importante que la espalda se mantenga en tensión suficiente para favorecer el movimiento. Para esto, cuida la posición de la espina y el abdomen es fundamental.

La espina dorsal deberá estar neutra y los abdominales en tensión. Mantener esto es básico. A partir de aquí, algunos entrenadores incluyen ciertos cambios. Mientras que algunos levantadores se sienten más cómodos tirando en forma de arco, otros prefieren hacerlo de forma neutra y algunos en una posición ligeramente redondeada.

Por otro lado, algunos entrenadores de fuerza consideran que es muy eficaz mantener el cuello neutro, mientras que otros piensan que hacer un *neck packing* (tirar el cuello hacia abajo hasta formar una especie de papada) es la posición más óptima.

Aunque a lo largo de tu tiempo en los gimnasios verás muchas variantes de la técnica, debes entender que estas responden a propósitos específicos, y que solo se pueden realizar cuando la persona ha dominado los aspectos fundamentales del peso muerto. Si tú estás empezando, concéntrate en mantener la espalda lo más recta que te sea posible, sin hacer flexiones innecesarias de cuello.

POSICIÓN DE LOS HOMBROS

Los hombros deben estar alineados por encima de la barra, o adelantados muy ligeramente. Ubicarlos muy atrás puede entorpecer el levantamiento, colocando un peso extra en la espalda baja. También provoca que la barra tenga que recorrer una distancia adicional e innecesaria al empezar el levantamiento.

En cuanto al movimiento concentrado dentro de los hombros, es importante mantener tensionados los dorsales y la espalda alta, pero no retraer las escápulas. Cuando la barra deje el suelo, las escapulas estarán extendidas, especialmente cuando las cargas sean pesadas.

Un error común de algunos levantadores es creer que al involucrar más al dorsal logran que el ejercicio sea mejor, por acercar la barra más al cuerpo. La verdad es que esto no aporta beneficios adicionales, pero puede resultar más cómodo, dependiendo del atleta. Como siempre, la recomendación en este caso es que domines la técnica tradicional antes de empezar a variar.

¿CÓMO DESARROLLAR LA FUERZA MÁXIMA EN EL PESO MUERTO?

Como hemos dicho previamente, aumentar la fuerza máxima no basta con ponerse una faja cada semana y tratar de mover el doble de nuestro peso corporal. Debemos estimular las fibras practicando todos los factores del levantamiento, y el peso muerto no es la excepción.

TEMPO

El tempo se refiere a la velocidad con que ejecutamos los ejercicios. En el caso del peso muerto, este valor puede variar, dependiendo de cada atleta. Sin embargo, si lo que deseamos es mejorar nuestra fuerza es importante hacer énfasis en la parte negativa del movimiento, que sería la fase excéntrica al bajar la barra.

El movimiento descendiente de la barra no puede ser un reflejo involuntario: se debe realizar a una velocidad constante, con control sobre los músculos de las piernas y la postura de la espalda. Esto no solo ayudará a incrementar la fuerza, sino que depurará la técnica.

HACER SERIES LINEALES

Al igual que con el press de banca, en este tipo de series se ejecutará el mismo número de repeticiones con la misma carga para cada ejercicio. Se considera que 3-5 series de 1-5 repeticiones puede ser el rango más efectivo si se sigue este método. El objetivo es aproximarse al fallo pero dejando una o dos repeticiones en la reserva.

Un debate común con referencia al peso muerto es si en cada repetición se debe hacer una parada completa (dejar la barra y volver a agarrarla) o si es mejor hacer repeticiones *touch-and-go* (sin dejar de agarrar la barra).

Lo que recomiendan muchos entrenadores es dejar la barra en el suelo por un espacio de tiempo muy breve entre cada repetición, solo el tiempo suficiente para posicionar las caderas correctamente, especialmente si trabajamos con cargas considerables. Este método es especialmente útil en el powerlifting donde el objetivo es levantar lo máximo posible en un único intento. Por otra parte, las repeticiones *touch-an-go* son útiles si se entrena para un strongman, donde la resistencia resulta crucial (suponiendo que se permita dicho estilo en la competición).

SERIES ASCENDENTES

Aumentar el peso con cada serie que se hace es otro método excelente para progresar en los levantamientos, especialmente cuando queremos alcanzar un récord sin acumular demasiada fatiga.

En este sistema se maneja el mismo rango de series y repeticiones que se usa para las series lineales. Lo único que incrementa es el peso.

SERIES PIRAMIDALES ASCENDENTES

Consisten en realizar varias series donde se incremente el peso y se disminuya el número de repeticiones, con una serie con un peso menor (*back off set*) al final de la rutina. Es importante realizar esta última serie con gran cuidado, ya que los músculos se encontrarán fatigados, lo cual podemos aprovechar para crear una buena congestión.

REPETICIONES CON PAUSA

Al realizar las repeticiones con una pequeña pausa después de haber iniciado el movimiento, se frena el impulso de aceleración repentino o efecto rebote que se genera cuando recién se toma la barra del suelo, algo que nos da una velocidad extra que nos pone en ventaja en el movimiento, evitando que los músculos se esfuercen más para mover el peso.

El mejor método para realizar una repetición con pausa es detener el movimiento al inicio: cuando hayas separado la barra unos 5 centímetros del suelo, sostén la posición durante 3-5 segundos, y luego continúa para realizar el resto del ejercicio de forma normal.

Es importante comprender que al sostener una posición tan difícil se pone una carga extra sobre el cuerpo, para sostener la postura. Esto quiere decir que no es un método que tengamos que probar con grandes cantidades de peso. Haciéndolo correctamente, aumentaremos fuerza y mejoraremos la técnica.

MOVIMIENTOS PARCIALES

Como su nombre lo indica, este método consiste en hacer repeticiones en pequeñas partes del movimiento del peso muerto. Se trata de un tipo de entrenamiento bastante práctico para preparar el cuerpo cuando queremos empezar a trabajar con cargas más pesadas.

Entre los ejercicios que se pueden utilizar para entrenar movimientos parciales se cuentan los rack pulls o los block pulls. El primer ejercicio se hace apoyando la barra en una jaula (rack), y termina con la barra a la altura de las rótulas; para el segundo ejercicio, apoyamos los discos sobre una altura de 8-13 centímetros.

Lo que hacen estos ejercicios es trabajar la parte media del peso muerto, sin el desgaste del movimiento completo. Esto nos permite manejar mejor la técnica.

La posición de inicio correcta en los ejercicios parciales de peso muerto consiste en tener el torso inclinado, y las espinillas verticales, tanto como sea posible. Esta postura se debe respetar para asegurar la máxima transferencia posible al peso muerto tradicional.

RANGO DE MOVIMIENTO (ROM) EXTENDIDO

Al entrenar con este método, lo que hacemos es ponernos en una posición de desventaja, para que nuestro cuerpo tenga que realizar un movimiento mayor al que haría si realizara el ejercicio de manera normal.

Un buen ejemplo de ejercicio con rango de movimiento extendido es el peso muerto con déficit, en que nos ubicamos en una plataforma no muy alta (un step, por ejemplo) y realizamos el ejercicio tomando la barra desde el suelo. Si quieres probar con esta variante, es necesario modificar un poco la postura: las caderas, por ejemplo, deberán situarse en la posición inicial más bajas o más altas, dependiendo del atleta.

TRABAJO DE VELOCIDAD

Uno de los métodos más comunes de entrenamiento para ganancia de fuerza máxima es el trabajo de velocidad, también conocido como el método de esfuerzo dinámico. Para este método se deben utilizar cargas más ligeras con el objetivo de mover la barra con la máxima aceleración posible, manteniendo una técnica perfecta.

Un ejemplo de trabajo de velocidad sería hacer 6 series de 2 repeticiones con un 70% de tu 1RM, tan explosivamente como se pueda y descansando 60 segundos entre cada serie.

RESISTENCIA VARIABLE

Cuando se intenta conseguir una nueva marca, los levantadores suelen acabar redondeándose un poco, por lo cual la primera parte del movimiento es más fácil, pero el bloqueo al llegar arriba se hace más duro. Para corregir esto se necesita realizar un trabajo específico de fortalecimiento del glúteo en el rango final del movimiento. El trabajo con resistencias, así como el de velocidad, movimientos parciales y pesos muertos con pausa pueden ayudar a mejorar este aspecto.

Para trabajar la resistencia, los levantadores se valen de herramientas como bandas o cadenas que hagan más difícil el levantamiento de la barra a medida que el peso se aleja del suelo. Combinado con un trabajo de velocidad, esto puede aumentar el tiempo que pasa durante la aceleración con la barra así como la activación de los músculos durante el levantamiento.

CLUSTERS

Las series cluster se caracterizan por realizarse en series únicas o dobles pesadas durante varias veces, descansado unos 10 segundos entre cada una. Este descanso tan breve no permite una recuperación completa al levantador, pero sí le permite usar un peso mayor, que no podría levantar en un número prescrito de repeticiones sin descansar.

MÉTODOS PARA MEJORAR EL 1RM

Cuando nos enfocamos específicamente en mejorar nuestra repetición máxima, es necesario que formulemos planes de entrenamiento que mezclen los distintos métodos de entrenar la fuerza, de acuerdo con nuestras capacidades de entrenamiento. A continuación, daremos algunas pautas para conseguir esto.

PRINCIPIANTES

Construir fuerza y mejorar la técnica siempre serán los dos pilares básicos de entrenamiento para los novatos. Esto quiere decir que se debe evitar hacer series exhaustivas hasta el fallo.

Este puede ser un buen método de desarrollo del 1 RM para principiantes:

- Series lineales: 4 × 3 con 100 kg.
- Series ascendentes: 85 kg x 3, 95 kg x 3, 115 kg x 3, 125 kg x 3.
- Series piramidales: 95 kg x 6, 115 kg x 4, 125 kg x 2, 85 kg x 8 kg.

INTERMEDIOS

Las técnicas que mostraremos para los principiantes, también pueden usadas por atletas avanzados, y viceversa, dado que los objetivos de superación que se persiguen son similares en ambos casos.

- Parciales: block pulls o rack pulls.
- ROM extendido: peso muerto con déficit.

AVANZADOS

- Repeticiones con pausa: 4×3 con 165 kg, parando de 3 a 5 segundos con la barra a 8-10 cms del suelo.
- Clusters: 1 cluster = 185 kg x 1, descansar 10 segundos y repetir 4 veces más.
- Trabajo de velocidad: 6×2 con el 70% del 1RM descansando 60 segundos entre serie.
- Resistencia variable: Peso muerto con bandas elásticas, cadenas, combinación de ambas o combinación de ROM extendido o parcial.

OTROS FACTORES A CONSIDERAR EN EL PESO MUERTO

Un último y muy importante factor a tener en cuenta, es que aunque el objetivo principal del peso muerto es fortalecer el tren inferior, su ejecución implica al cuerpo completo, por lo que hay que realizar ejercicios accesorios para todo el cuerpo. Eso debe hacerse sin caer en excesos, claro está, o la recuperación se verá afectada.

FUERZA DE AGARRE

Tener un buen agarre durante la ejecución del peso es bastante importante, especialmente cuando empezamos a aumentar las cargas con que trabajamos.

Existen varias maneras de mejorar el agarre y quizás merecería un capítulo aparte, pero a grosso modo se podría decir que realizando series de calentamiento de peso muerto con doble agarre prono, remos con barra o mancuerna, encogimientos, dominadas y arrastre de mancuernas podrías conseguirlo.

Otros ejercicios más específicos para mejorar el agarre son el paseo del granjero, *bench squezees*, colgarse en una barra de dominadas con una mancuerna y el trabajo con *gripper*.

EJERCICIOS ACCESORIOS PARA TREN INFERIOR

En caso de que las debilidades del atleta estén focalizadas en el tren inferior se deberían realizar ejercicios tales como sentadillas, sentadillas frontales, tirones desde bloques, tirones con déficit, hip thrusts, prensas y swings con kettlebell pesadas.

CAPÍTULO 10. 7 CONSEJOS PARA ENTRENAR LAS PIERNAS SIENDO UN ATLETA ALTO

Por extraño que pueda sonar, es común ir a un gimnasio y encontrar al menos un atleta alto acomplejado porque sus piernas no juegan a su favor. No se trata de que no sean funcionales; se trata de que no reflejan sus ganancias musculares.

Este complejo aumenta cuando estas personas se comparan con atletas más pequeños que hayan seguido su mismo plan de entrenamiento, y es que normalmente las personas de estatura media guardan mejor las proporciones, y sus cuerpos tienden a verse más fornidos.

Saliendo un poco del plano estético, algunos atletas con extremidades más largas suelen manifestar mayores inconvenientes para asumir la postura de ciertos ejercicios, como la de la sentadilla. Aunque esto es poco común, no deja de ser raro y digno de atención.

Para todos esos atletas altos que están empezando a entrenar, o para aquellos que han empezado a entrenar y no han logrado sus objetivos en el tren inferior, es útil enviar este mensaje: no hay que esforzarse porque el cuerpo se adapte a determinada rutina;

al contrario, son las rutinas las que deberían adaptarse a las necesidades y objetivos del cuerpo.

A continuación, daremos algunos consejos para que los atletas altos puedan mejorar su técnica y aumentar su ganancia en distintos ejercicios multiarticulares. Estas técnicas también pueden ser útiles para personas algo más bajas, pero que tengan extremidades relativamente alargadas en relación con un cuerpo. Si sientes que este puede ser tu caso, presta atención a las soluciones que daremos.

CÓMO CONSTRUIR PIERNAS FUERTES SIENDO ALTO

1. REALIZA REPETICIONES PAUSADAS

La única forma de vencer al enemigo es jugando en su propio terreno, así que no vamos a cambiar ejercicios de la rutina que llevas ni mucho menos te diremos que reduzcas el entrenamiento de tren inferior. Lo que haremos será tratar de que los ejercicios que realices creen mayor impacto en tu cuerpo.

Una buena manera de hacer que tus entrenamiento de tren inferior te reporten más beneficios, es haciendo más pausada la fase concéntrica de cada ejercicio.

Como recordarás, uno de los fundamentos de la hipertrofia es el **estrés metabólico**, que se consigue prolongando las repeticiones y el tiempo en general que permanecemos haciendo cada ejercicio. En ese sentido, prolongar la fase concéntrica aumentará el estrés metabólico, con lo que todo esto redundará en músculos con mayor volumen.

Un ejemplo de esto sería hacer las sentadillas con pausa o sentadillas con parada, en las cuales al llegar abajo detenemos el movimiento por unos 5 segundos. Esto no solo hará mayor énfasis en la hipertrofia, sino que corregirá los posibles desbalances en la técnica del movimiento que puedas tener por ser más alto: no se trata de que lo hagas mal, sino de que las piernas más largas puedan jugar en tu contra a la hora de entrar en una posición más baja.

2. HAZ LOS EJERCICIOS AUXILIARES CON UNA CARGA LIGERA

Algo que debes entender es que la palabra clave en ejercicios auxiliares es "auxiliares", no "ejercicios". Por ejemplo, realizar una sentadilla auxiliar con una sola pierna o un peso muerto a una pierna, cargando una pesa de 50 kg, no solo es peligroso, sino que no aporta nada realmente a la ganancia muscular ni a la sentadilla.

Cuando tienes extremidades más largas, los ejercicios auxiliares deberían funcionar como una oportunidad para corregir tus errores de movilidad, y no como una excusa para seguir entrenando.

La recomendación es que hagas los ejercicios auxiliares con cargas que no superen un tercio del peso que sueles levantar con cada ejercicio, y que te enfoques más en el patrón de movilidad. Por ejemplo, en una sentadilla búlgara es una gran oportunidad para mejorar la movilidad en cuádriceps y glúteos, no para hipertrofiarlos. Esto último no te ayudaría en nada a mejorar tus ejercicios ni aumentar tus ganancias.

3. TOMA MÁS TIEMPO DE DESCANSO

Los entrenamientos de pierna suelen ser los más duros, y muchas personas optan incluso por evitarlos durante la semana. Si este problema lo padecen personas de estatura promedio, imagina lo que puede significar para un sujeto de unos 2 metros, cuyos patrones de movilidad en las máquinas le hacen mucho más tedioso el entrenamiento.

Nuestra sugerencia en este caso es que no atiendas tanto a las recomendaciones: en la mayoría de las rutinas que lees por internet, que te dicen que guardes tanto tiempo de descanso entre cada serie o repetición que ejecutas. Esos son formatos pensados para personas de estatura y necesidades físicas promedio.

Si sientes que tus músculos necesitan unos segundos más para reponerse entre cada serie y cada repetición, no hay ningún problema con que los hagas así. Unos 10-15 segundos extras deberían ser más que suficientes.

4. UTILIZA LA BARRA HEXAGONAL

Para los levantadores de peso más altos, la barra hexagonal puede ser un gran apoyo para corregir muchos problemas de postura durante ejercicios como el peso muerto. Contrariamente a lo que ocurre con el peso muerto estándar con barra tradicional, la barra hexagonal no bloquea las espinillas, lo que permite llevar la carga en flexión dorsal, mientras mantienes los pies planos.

Usar una barra hexagonal también es una buena manera de que un torso largo encuentre el equilibrio en una posición inferior, debido a que los brazos están abajo y en una posición de manos neutrales.

5. HAZ SENTADILLAS GOBLET A ALTAS REPETICIONES

Cuando practicas demasiado las sentadillas tradicionales sin combinarlas con ejercicios auxiliares, normalmente acabas con poca movilidad en las piernas. Esto se debe que la técnica de este ejercicio limita el rango de acción de las piernas hasta que queden paralelas al suelo, salvo que se trate de sentadillas profundas.

Para aumentar el rango de movilidad en tus piernas, puedes probar con variantes como las sentadillas goblet, también conocidas como sentadillas copa, en las que sostenemos el peso contra el pecho y se baja por completo hasta quedar acuclillado.

Son una buena manera de mejorar el rango de movilidad de tus piernas, pero recuerda siempre que deben realizarse con poco de peso. Una kettlebell que te genere un esfuerzo medio es más que suficiente.

6. TRABAJA LA DORSIFLEXIÓN DEL TOBILLO

Nuevamente, esos pequeños detalles como la simple movilidad del tobillo pueden estar estropeando nuestro progreso.

Si tu movilidad ya está restringida por cuestiones de mecánica o tu falta de costumbre al realizar ciertos ejercicios, no dejes que unos músculos mal estirados estropeen también tu rango de movimiento.

A los ejercicios de dorsiflexión que ya hemos visto, agrega algunos estiramientos previos cuando estés calentando antes de realizar cualquier ejercicio de tren inferior.

7. HAZ ELEVACIONES DE PIERNAS COLGANDO

La rodilla es una articulación similar a una bisagra, que abre y cierra para permitirte hacer muchas cosas, pero que también necesita mantenimiento para funcionar óptimamente.

Los problemas de movilidad en la rodilla en personas altas, surgen de las relaciones desproporcionadas entre los cuádriceps y los músculos circundantes. Las piernas largas, junto con los rangos de movimiento incompletos, hacen que los cuádriceps queden aislados y sin nada que los apoye.

Hacer ejercicios de movilidad para mejorar la calidad del tejido de las caderas de manera previa e incluso durante entrenamientos de piernas, es fundamental: hazlos, pero no olvides que unos flexores de cadera fuertes también son importantes.

Las elevaciones de piernas colgadas pueden ayudar a solucionar este problema. Deberás incorporarlas a tu rutina para alcanzar este nivel de flexión de cadera. Sólo asegúrate de que al elevar tus piernas, las rodillas queden justo en frente de tus codos o por encima del pecho, para hacer más profundo el trabajo del psoas ilíaco, otro músculo que a las personas altas les cuesta alcanzar en sus entrenamientos.

CAPÍTULO 11. CONSEJOS PARA ROMPER CON EL ESTANCAMIENTO EN UNA RUTINA DE FUERZA

No siempre es más fuerte quien lleva más tiempo entrenando. Si llevas más tiempo practicando tus levantamientos, pero has descuidado algunos aspectos básicos de tu entrenamiento, es muy probable que no estés desarrollando bien tu fuerza. El resultado es que a la vuelta de unos meses acabarás estancándote.

El estancamiento en una rutina de fuerza no siempre significa que no podamos levantar determinada cantidad de peso. Significa más bien que aunque la estamos levantando, hemos perdido eficiencia, velocidad o técnica al hacerlo. No podemos decir por tanto que hacer más sea mejor; la verdad es que mejor es mejor. Punto.

Si sientes que has perdido tus capacidades o que has llegado a una especie de meseta en tu entrenamiento, tal vez sea hora de empezar a dar una revisión a lo que estás haciendo. Estos 10 consejos que hemos preparado te ayudarán a conseguirlo.

10 CONSEJOS PARA EVITAR ESTANCARTE EN UNA RUTINA DE FUERZA

1. UTILIZA LA VELOCIDAD

Se trata de un principio que viene desde la época de Newton, pero el cual muchos hemos olvidado: la fuerza es el resultado de la masa y la aceleración. Aplicándolo al levantamiento, esto quiere decir que no solo eres fuerte por poder levantar determinado peso: si tus fibras no trabajan a la suficiente velocidad, tu levantamiento será deficiente.

Debes enfocarte en **desarrollar la máxima velocidad de tus músculos**, especialmente en la fase concéntrica de los ejercicios que realizas.

Un buen método para progresar en la velocidad es trabajar a distintas intensidades cada día de entrenamiento, a fin de que las fibras de los músculos se acostumbren a trabajar a la vez con gran peso y buena aceleración. Un ejemplo de esto sería entrenar de la siguiente forma:

- Día 1, series de varias repeticiones al 70%.
- Día 2, series de varias repeticiones al 80%.
- Día 3, series de varias repeticiones al 90%.
- En el cuarto día se reinicia el ciclo (se podría aplicar frecuencia 6 o 7 incluso).

2. CONTROLA EL VOLUMEN, LA INTENSIDAD Y EL DESCANSO

Aunque en ocasiones es bueno entrenar bajo fatiga para aumentar el umbral de agotamiento, prolongar este método puede hacer que tengamos problemas de ejecución. Piensa que a mayor fatiga, también tendrás menos velocidad, con lo que trabajar mucho de esta forma hará que tus músculos se vuelven menos veloces.

Por otra parte, al entrenar con gran intensidad y poco descanso entre ejercicios dificultamos la manera en que nuestros músculos se recuperan, lo cual puede causar estancamiento durante la rutina.

3. RECUPÉRATE BIEN PARA SER MÁS FUERTE

No solo se trata de que no rendirás más en tus entrenamientos: si tampoco estás guardando días de descanso entre tus días de la rutina, tus músculos no se recuperarán suficientemente, y te resultará más difícil avanzar.

Para recuperarte bien de tus entrenamientos, no basta con dejar de ir al gimnasio: recuerda que levantar peso también involucra tu actitud mental y tu sistema nervioso, así que debes evitar situaciones de estrés cuando estés en tus días de descanso.

4. GUARDA UN BUEN HÁBITO DE SUEÑO

Hablando de recuperar cuerpo y mente, dormir es indispensable para que nuestro sistema nervioso y nuestro cuerpo puedan descansar.

Dormir también tiene un efecto hormonal importante: si dormimos poco y mal, segregamos más cortisol, que es la hormona del estrés, conocida además por favorecer la retención; si en cambio mantenemos un buen hábito de sueño, nuestro cuerpo nos recompensará haciendo mejor la recuperación anabólica y liberando más hormona GH, conocida como hormona del crecimiento.

Estos son algunos consejos prácticos para tener un buen hábito de sueño:

- Procura que sean 7-9 horas de sueño continuas, sin pausas para revisar el teléfono móvil o comer.
- Baja la intensidad de las luces una o dos horas antes de dormirte, para que tu cuerpo y tu cerebro se vayan haciendo a la idea de que van a descansar.
- No ingieras alimentos con alto índice glucémico antes de dormir, pues éstos inhiben la presencia de la melatonina, que es la hormona del suelo.
- Procura ir a la cama siempre a la misma hora cada noche, para que tu cuerpo se habitúe.

Del mismo modo, tener un hábito como cepillarte los dientes o leer un poco, son otras buenas formas de dejar de descansar a la cabeza de las preocupaciones del día, y recordarle que es hora de disponerse a descansar.

5. INGIERE LA CANTIDAD SUFICIENTE DE PROTEÍNA

De nuevo, no siempre más es mejor: ingerir suficiente proteína es muy útil para desarrollar fuerza y favorecer la recuperación de los tejidos musculares; sin embargo, ingerir demasiada proteína puede hacer que a tu cuerpo le cueste asimilarla, lo que hará que deseche una buena parte de ella, dado que no tiene tanta tendencia a almacenarse como la grasa (¡ojalá que así fuera!).

Lo ideal es ingerir entre 20-25 gramos de proteína después de cada entrenamiento de fuerza, bien sea de fuente natural (carnes, huevo, yogures o legumbres, por ejemplo) o de fuente artificial, a través de suplementos saludables.

Recuerda nunca acompañar tu proteína con carbohidratos vacíos o grasas artificiales, que entorpezcan su eficacia.

6. ELIGE BUENA MÚSICA PARA MOTIVARTE

Es difícil de creer lo mucho que puede influir nuestro estado emocional a la hora de realizar cualquier entrenamiento. En este sentido, la música puede ser de gran ayuda para impulsarte en tus ejercicios.

Muchas personas ya saben esto, y acompañan sus series de levantamiento con algo de música de fondo, que sea de su agrado. Ahora bien, es importante percatarnos de qué tipo de música estamos utilizando para motivarnos.

Distintos tipos de música generan distintas respuestas emocionales: en situaciones normales, puede que te guste escuchar baladas o rock acústico lento; sin embargo, ese tipo de ritmos de poco o nada te servirán si quieres realizar un entrenamiento de fuerza.

Lo mejor es encontrar música dinámica, como el hip hop o cualquier variante de la electrónica. Incluso si no son del todo de tu agrado, su naturaleza activa desencadenará una mejor respuesta en tu sistema nervioso.

7. COME GRASAS SALUDABLES

Dentro de los tres macronutrientes básicos, la proteína siempre ha sido considerada la gran heroína; los carbohidratos, son vistos como males necesarios; las grasas, en cambio, parecen siempre haber sido dejadas de lado, lo cual es un grave error

La grasa tiene un papel fundamental durante los entrenamientos de fuerza. Ella no solo se encarga de aportarnos energía, sino que juega un papel clave en la asimilación y síntesis de hormonas claves para la fuerza, como la testosterona. Si has perdido algo de fuerza, un recorte excesivo de grasas buenas puede ser la razón.

Una dieta adecuada para entrenar la fuerza debería dar prioridad a los carbohidratos saludables bajo índice glucémico (45%), mantener un consumo alto de proteína (40%) y respetar un consumo de grasas saludables, que sea bajo pero suficiente (15%).

Estos son buenos ejemplos de alimentos con grasas saludables, que te pueden ayudar a levantarte después de un estancamiento:

- Aguacate.
- Frutos secos.
- Salmón.
- Aceite de oliva.
- Linaza.
- Almendras.

8. UTILIZA NUEVOS ESTÍMULOS

No importa si sientes que has encontrado tu rutina de entrenamiento soñada: ésta no te servirá de mucho si la sigues utilizando al cabo de dos años, sin introducir cambios.

Nuestro cuerpo funciona como una máquina que se adapta con facilidad a todo lo que le damos, así que incluso si aumentamos la carga, terminaremos estancándonos si no empezamos a darle variedad también a las acciones que ejecuta.

Estos son buenos métodos para añadir nuevos estímulos a tu entrenamiento:

- Cambiar de ejercicios y de planos de movimientos cada semana.
- Modificar el volumen, la intensidad y la densidad.
- Añadir variantes de los ejercicios multiarticulares.

9. OLVIDA TU EGO

Ponte de pie frente al espejo y sé honesto contigo mismo: ¿realmente levantas el peso que levantas porque tus músculos están listos para ello, o lo haces para no parecer débil frente a las personas que te rodean?

Muchas veces no entrenamos de más por el simple hecho de querer progresar, sino por la presión social. Imposible decir cuál de los dos extremos es peor, pero lo cierto es que los levantamientos excesivos, incluso para impresionar a alguien en el momento, son peligrosos y contraproducentes: incrementa no solo la fatiga, sino el riesgo de lesión. Por favor, no lo hagas.

10. CAMBIA LOS AGARRES QUE UTILIZAS

En ocasiones, son los pequeños detalles los que generan grandes cambios. El simple hecho de cambiar la apertura de tus manos sobre la barra o el tipo de agarres que utilizas, puede ayudarte a estimular distintos músculos.

Puedes utilizar agarres más anchos dependiendo de las mancuernas o las barras que utilizas, o incluso puedes enrollar una toalla alrededor de la barra para hacer que tus manos se abran más. Esto hará que tu fuerza de agarre mejore cuando vuelvas a levantar en condiciones normales.

Lo importante es que no dejes de añadir variedad, ni de retarte un poco más con cada semana que pases entrenando.

CAPÍTULO 12. CÓMO DETECTAR Y CORREGIR TUS DEBILIDADES MUSCULARES

Existen dos formas de concebir las **debilidades musculares**: la estética, que tiene ver con calidad y cantidad de la hipertrofia, y la funcional, que se refiere al trabajo general de los músculos. Evidentemente, nos centraremos en esta segunda aproximación.

Las debilidades musculares pueden tener distintos orígenes, pero todas ellas se pueden sintetizar en el hecho de que tal vez no le estamos dando la debida importancia a cada aspecto del entrenamiento. Esto ocurre principalmente cuando basamos nuestro entrenamiento en fines estéticos.

Por ejemplo, es común ver a personas en los gimnasios dedicando demasiado tiempo a trabajar su zona superior -la que suele exhibirse más-, mientras que su enfoque en la parte inferior del cuerpo es más bien deficiente.

Pensamos que entrenar de más ciertos músculos solo tiene consecuencias estéticas (un torso ancho, brazos bien esculpidos), pero la verdad es que nuestro cuerpo trabaja como una máquina conjunta, con lo que para realizar una sentadilla, por ejemplo, no basta con tener unos brazos y espalda desarrollados para mantener la barra en alto, sino que se requiere además tener unas piernas capaces de resistir el impacto del peso durante la sentadilla.

Entender el entrenamiento como un todo es, pues, fundamental. Si crees que tú has descuidado algún aspecto de tu entrenamiento, es hora de que hagas una justa revisión.

¿CÓMO DETECTAR DEBILIDADES MUSCULARES?

Como sucede con todo lo que queremos corregir, el primer paso para detectar las debilidades musculares es hacer un proceso de revisión personal honesto. Si eres de los que van al gimnasio usando siempre las mismas máquinas, a ejecutar los mismos ejercicios y para las mismas áreas, esa es una primera y clara señal. También puedes preguntar a cualquier asesor del gimnasio que conozca tu método.

A continuación, presentamos una guía para que puedas detectar rápidamente cualquier debilidad en los distintos músculos del cuerpo.

1. ISQUIOTIBIALES

Ubicados en la parte trasera de los muslos, los isquiotibiales son dos músculos que cumplen un papel clave en la manera en que sostenemos nuestro peso corporal durante los ejercicios.

Un síntoma claro de tener **debilidad en los isquiotibiales** es sentir dolor en los muslos y las caderas al realizar ejercicios como el peso muerto o las sentadillas con peso.

2. TRÍCEPS

Los tríceps se ubican en la parte trasera del brazo, y se activan con la flexión y extensión del codo.

Podemos notar la debilidad en los tríceps cuando tenemos dificultad para realizar ejercicios como las extensiones en polea, el press de banca o las dominadas.

3. MÚSCULOS DE SOPORTE DE LA ESPALDA

El músculo redondo mayor, los dorsales y romboides son músculos relativamente pequeños que solemos pasar por alto. Sin embargo, están involucrados en muchos ejercicios de espalda.

Cualquier dolor en la espalda al realizar dominadas, elevaciones laterales de brazos o remo, puede significar debilidad en estos músculos de soporte.

4. DELTOIDES POSTERIOR

Es un músculo ubicado en la parte delantera del hombro. Se activa durante ejercicios como el press militar o las elevaciones con polea baja, así que es al realizar estos movimientos que las señales de debilidad en el deltoides pueden aparecer.

5. GLÚTEOS

Los **síntomas de debilidad en los glúteos** son muy evidentes, debido a que estos músculos están involucrados en prácticamente cualquier ejercicio que realicemos.

Si realizamos un peso muerto, necesitamos que nos den fuerza e impulso; si ejecutamos un press de banca o una plancha, los contraemos para dar estabilidad; incluso si hacemos un curl de bíceps de pie, necesitamos tenerlos en tensión para evitar que nos balanceemos. Por ello, debes estar atentos a todos estos ejercicios.

6. GEMELO Y TIBIAL ANTERIOR

Ubicados en las pantorrillas, el gemelo y el tibial anterior son necesarios para realizar ejercicios de pie. Notamos su debilidad cuando tenemos dificultad para realizar ejercicios como las elevaciones de talones o las sentadillas.

7. ABDOMINALES

El primer caso evidente de debilidad en los abdominales es cuando encontramos dificultad para recuperarnos al realizar encogimientos o sit-ups. No obstante, las debilidades del abdomen tienen otras consecuencias en músculos cercanos, como la zona lumbar o las caderas.

EJERCICIOS PARA CORREGIR DEBILIDADES MUSCULARES

Una vez que has identificado las zonas en que presentas debilidades, el siguiente paso es realizar ejercicios que sean realmente efectivos para corregirlas. Para ayudarte en este proceso, presentamos una lista de ejercicios que pueden servir para cada músculo específico.

1. ISQUIOTIBIALES

- **Peso muerto rumano con barra**: haz 3 series de 8-10 repeticiones. Para realizarlo:
    - Inicia en la posición del peso muerto tradicional, ubicado con los empeines por debajo de la barra, sujetándola con un agarre mixto.
    - Ponte de pie, llevando las caderas hacia delante hasta quedar erguido, con la barra frente a los muslos.
    - Manteniendo las piernas bloqueadas, baja la barra hasta las rodillas llevando el torso hacia delante y hacia atrás. Los brazos deben estar siempre extendidos a medida que realizas las repeticiones.
- **Curl de piernas acostado**: haz 3 series de 8-10 repeticiones. Para ejecutarlo:
    - Inicia tumbado bocabajo en la máquina específica del curl de piernas, sujetando los agarres laterales de la máquina con ambas manos, y manteniendo los tobillos debajo de los rodillos.
    - Inspira el aire a la vez que flexionas las piernas, para subir los rodillos tan cerca como puedas de los muslos.
    - Espira y regresa a la posición inicial nuevamente.
- **Zancadas**: haz 4 series de 6-8 repeticiones con cada pierna. Para realizarlas:
    - Inicia de pie, con los pies separados según el ancho de tus caderas y manteniendo la espalda recta.
    - Da un paso largo al frente, para quedar en la posición de zancada tradicional (el muslo delantero

paralelo al suelo y la pierna trasera extendida hacia atrás.

- Mantén la postura durante unos 10 segundos.
- Regresa a la posición inicial y repite el ejercicio alternando piernas.

2. TRÍCEPS

- **Fondos entre paralelas**: haz 4 series de 6-8 repeticiones. Para ejecutarlos:
    - Inicia apoyado sobre ambas manos entre unas barras paralelas, Es importante que las manos estén mirándose frente a frente en línea recta, y que la espalda no se incline hacia delante, o el ejercicio dejará de enfocarse en los tríceps y se hará más intenso en pecho y bíceps.
    - Flexiona los codos, para bajar hasta que tus brazos queden paralelos al suelo.
    - Extiende los brazos nuevamente, para regresar a la posición inicial.
- **Flexiones diamante con pies elevados**: haz 3 series de tantas repeticiones como te sea posible. Para realizarlas:
    - Debes empezar en la posición alta de la flexión tradicional, con la diferencia de que tus manos estarán juntas, con los dedos pulgar e índice de cada mano tocándose entre sí, de manera que formes un diamante con la abertura de ambas manos. Si los necesitas, puedes separar un poco más las piernas, para dar estabilidad, pero no demasiado.
    - Manteniendo la espalda recta y el abdomen en tensión, flexiona los brazos para bajar cuanto puedas, lentamente. El trabajo se debe sentir principalmente en tríceps y pectorales.
    - Extiende los brazos nuevamente para regresar a la posición inicial.
- **Press de tríceps en banca, con agarre cerrado**: haz 3 series de 10 repeticiones. Para realizar el ejercicio:

- Comienza bocarriba en un banco plano, en la posición del press de banca tradicional, con la diferencia de que al tomar la barra debes acercar tus manos mucho más. No se trata de que las manos se toquen, pero sí deberían estar más juntas que el ancho de tus hombros.
- Manteniendo siempre los brazos cerca de los costados, flexiona los codos para bajar la barra a la altura de tu pecho. Haz una pausa.
- Invierte el movimiento para regresar a la posición inicial. No hacer falta bloquear los codos al llevar la barra arriba.

3. ESPALDA

- **Dominadas con agarre abierto**: haz 4 series de tantas como te sea posible, pero sin llegar al fallo. Para realizarlas: la técnica será la misma que aplicamos en la dominada tradicional, pero con las manos abiertas unos 5 cm más de cada lado. La presión en las escápulas aumentará, por lo cual no sería mala idea calentar un poco antes de empezar.
- **Remo invertido con pies en alto**: haz 4 series de 10-15 repeticiones. Para realizarlo:
  - Inicia sujetándote bocarriba a una barra baja, mientras tus pies descansan frente a ti en un banco plano, lo más juntos que te sea posible. La idea es que quedes con los pies más elevados que el resto del cuerpo, en declinación). Las manos deberían estar abiertas según el ancho de tus hombros.
  - Flexiona los brazos para subir hasta que tu pecho cerca de la barra. Si puedes tocarla con tu esternón, mucho mejor.
  - Extiende los brazos por completo para volver a la posición.
- **Peso muerto parcial**: haz 3 series de 6-8 repeticiones. La técnica para este ejercicio es la que hemos descrito por encima anteriormente para el rack pull. Para realizarlo:
  - Debes iniciar de pie frente a la barra, la cual debe permanecer a la altura de tus rodillas. Puedes apoyarla en un rack o cuidadosamente en un banco plano, si no cuentas con un rack al realizarlo.
  - Baja las caderas un poco, hasta que puedas sujetar

la barra con los brazos extendidos.

- Extiende las caderas nuevamente para levantar la barra, y repite el ejercicio hasta completar todas las series. Descansa la barra entre series, no entre repeticiones.

4. PANTORRILLAS

- **Elevación de talones en máquina, de pie**: haz 3 series de 10 repeticiones. Para realizarlo:
    - Ubícate de pie en la maquina específica de la elevación de talones, con los hombros por debajo de los soportes superiores de la máquina. Los pies deben estar ubicados en la plataforma hasta la mitad, es decir que los talones deben quedar por fuera.
    - Manteniendo la espalda recta, eleva los talones para levantar el peso de la máquina. La elevación debe ser suficiente, pero no es necesario que llegues a bloquearlos demasiado, o podrías lastimarte.
    - Baja los talones nuevamente, para regresar a la posición de inicio.
- **Setp-ups**: haz 4 series de 10 repeticiones con cada pierna. Para realizarlos:
    - Ponte de pie frente a un step o cajón, con los pies separados según el ancho de las caderas.
    - Da un paso al frente sobre la plataforma, manteniendo la espalda recta.
    - Invierte el movimiento para regresar a la posición inicial.
    - Repite el ejercicio alternando piernas.
- **Elevación de talones sentado, con mancuernas**: haz 3 series de 10-12 repeticiones. Para realizarlo, aplica la técnica que se ha explicado en capítulos anteriores, apoyando las mancuernas sobre los muslos para crear peso.

5. DELTOIDES POSTERIOR

- **Jalón en polea alta**: haz 4 series de 10-15 repeticiones. Para ejecutarlo:
  - Inicia de pie frente a la máquina de la polea alta, con la espalda recta, sujetando la barra del extremo de la polea con las manos en pronación.
  - Flexiona los codos para que la barra suba a la altura de tu pecho.
  - Extiende los codos nuevamente para que la barra baje hasta tus muslos, continúa haciendo las repeticiones.
- **Remo de pie, con mancuernas**: haz 3 series de 10-15 repeticiones. Para realizarlo:
  - Inicia de pie, sujetando una mancuerna con cada mano con agarre neutro. Los pies deben estar separados según el ancho de tus caderas.
  - Baja un poco las caderas, a la vez que llevas el tronco un poco hacia delante. Los brazos deben permanecer colgando libremente.
  - Manteniendo la espalda recta y los brazos cerca del cuerpo, flexiona los codos para subir las mancuernas a la altura del pecho.
  - Extiende los brazos nuevamente y no salgas de la posición inclinada mientras realizas las repeticiones.

6. GLÚTEOS

- **Peso muerto rumano con mancuernas**: haz 4 series de 8-10 repeticiones. Para realizarlo:
    - Inicia de pie, con las piernas separadas según el ancho de las caderas y sujetando una mancuerna en cada mano.
    - Para bajar las mancuernas, deberás mover el tronco, sin flexionar las piernas. La idea es que mantengas las piernas lo más rectas que te sea posible, y sea tu tronco el que suba y baje mientras realizas las repeticiones.
    - Las mancuernas deberían llegar un poco más debajo de tus rodillas, para desarrollar fuerza en los glúteos y flexibilidad y resistencia en los isquiotibiales.
- **Hip thrust**: haz 4 series de 8-10 repeticiones. Para realizar el ejercicio:
    - Inicia sentado del suelo, de espaldas a un banco plano. Tus hombros deben quedar un poco más altos que el banco que escojas. Las piernas deben estar flexionadas, formando un V invertida.
    - Arquea un poco la espalda y recuesta los hombros al banco, a la vez que colocas los brazos extendidos sobre el banco.
    - Haciendo presión desde los glúteos y las caderas, elévate del suelo hasta que queds con el tronco paralelo al suelo, apoyado sobre sobre hombros, brazos y pies.
    - Al llegar arriba, debes soltar el aire y hacer una ligera flexión de glúteos.

- ◦ Baja quedar en la posición de inicio y repetir el ejercicio.

7. ABDOMINALES

- **Elevación de piernas colgando**: haz 4 series de 10-15 repeticiones. Para realizar el ejercicio:
  - Inicia colgado de una barra de dominadas, con las piernas extendidas hacia abajo, y con los pies juntos.
  - Espira el aire a la vez que flexionas las piernas para llevar las rodillas lo más cerca que puedas de tu pecho.
  - Inspira y déjalas caer lentamente, para repetir el ejercicio.
- **Encogimientos abdominales pausados**: haz 4 series de 10-15 repeticiones. Para realizarlos:
  - Inicia acostado en el suelo bocarriba, con las piernas flexionadas formando una V invertida y con las manos entrelazadas por detrás de a cabeza.
  - En un solo movimiento, eleva las piernas (manteniendo la postura de flexión) y separa la cabeza y los hombros del suelo, para quedar con el abdomen contraído.
  - Mantén la posición por unos 5 segundos.
  - Regresa a la posición de inicio y repite el ejercicio.
- **Abdominales limpiaparabrisas con balón suizo**: haz 3 series de 10-20 repeticiones. Para realizarlos:
  - Inicia acostado en el suelo bocarriba, sujetando un balón suizo entre las piernas., que deberán estar elevadas perpendiculares al suelo. Los brazos deben estar abiertos a los lados, para darte estabilidad.
  - Manteniendo el abdomen en tensión y la pelota

apretada, mueve las piernas lentamente hacia un lado y hacia el otro, formando un arco, imitando el movimiento de un limpiaparabrisas.
- Cada vez que la pelota trace un arco completo, se contará una repetición.

Cualquiera de estas opciones de ejercicio se puede agregar a una rutina para hacerla más completa, así como también se puede dar variedad con ejercicios compuestos. Lo importante es mantenerse alerta ante nuestros propios fallos y buscar el modo de resolverlos.

CAPÍTULO 13. RUTINA DE FUERZA DE 4 SEMANAS: LIBERA TU POTENCIAL

Es hora de empezar a aplicar los conocimientos que hemos visto hasta este momento, para proponer rutinas útiles para cualquier objetivo.

En este capítulo nos enfocaremos en desarrollar una rutina que se podría considerar para principiantes: aunque es exigente, su objetivo principal es desarrollar la fuerza de todo el cuerpo, de forma lenta pero progresiva.

La rutina es conocida en inglés como el entrenamiento *Squat/Pull/Press*, por enfocarse principalmente en los ejercicios multiarticulares más básicos de desarrollo de fuerza, los cuales ya hemos visto a profundidad anteriormente. Si te animas a probarla, con toda seguridad a la vuelta de un mes habrás creado una buena base de fuerza.

RUTINA DE FUERZA DE 4 SEMANAS PARA PRINCIPIANTES

Con el propósito de brindar un marco de referencia de **cómo debe hacerse un entrenamiento de fuerza**, proponemos una rutina de 4 semanas de duración, que contiene varios de los ejercicios más efectivos, dispuestos en intervalos retadores y suficientes.

Cada semana de la rutina está dividida a su vez en cuatro días de entrenamiento. El mejor modo de distribuir estos días es intercalando algunos días de descanso entre ellos, por ejemplo de la siguiente manera:

- Lunes: día 1 de entrenamiento.
- Martes: día 2.
- Miércoles: descanso.
- Jueves: día 3.
- Viernes: descanso.
- Sábado: día 4.
- Domingo: descanso.

SEMANA 1

Día 1:

- **Sentadilla frontal**: haz 2 repeticiones con el 70% de tu 1 RM, y luego 4 repeticiones con el 80% de tu 1 RM. Esta variante se realiza de un modo muy similar a la sentadilla tradicional, pero el agarre de la barra varía de un modo significativo. Para realizarla:
  - Es recomendable que inicies de pie en un rack, y tomes la barra desde ahí con las palmas de las manos vueltas hacia arriba.
  - Da un paso hacia atrás, separándote un poco del rack, a la vez que dejas descansar la barra sobre la parte alta de tus pectorales. Solo la sostendrás un poco con tus dedos índice y medio de cada mano, para dar estabilidad.
  - Manteniendo la mirada al frente y la espalda lo más recta que te sea posible, baja llevando atrás las caderas, para hacer una sentadilla tradicional.
  - Sube de regreso a la posición, impulsándote con glúteos y muslos, sin dejar que la espalda y las caderas se balanceen.
- **Press de banca**: haz 5 repeticiones con el 60% de tu 1 RM, y luego 2 series de 5 repeticiones con el 70% de tu 1 RM.
- **Remo invertido**: haz 3 series de 6 repeticiones. La técnica para realizarlo es la misma, que ya hemos visto, con la diferencia de que las piernas quedan extendidas, apoyando el peso sobre los talones.

Día 2:

- **Power clean**: haz 3 repeticiones con el 60% de tu 1 RM, luego 3/70% y acaba con 2 series de 3/80%. Para realizarlo:
  - Inicia de pie frente a una barra, en la posición inicial del peso muerto, sujetando la barra con las manos en supinación.
  - El movimiento al levantar la barra es, en esencia, el mismo del peso muerto, con la diferencia de que se hace un poco más rápido, y cuando la barra llegue a la altura del muslo se debe saltar y extender las caderas en un movimiento explosivo, a la vez que se flexionan los brazos para cargar la barra sobre la parte alta del pecho.
  - Para aterrizar, es necesario flexionar un poco las piernas, con lo que quedaremos con la barra cargada en una posición similar a la de la sentadilla frontal.
  - Invierte el movimiento lentamente, para regresar la barra al suelo y hacer la siguiente repetición.
- **Peso muerto**: haz 4 series de 3 repeticiones, cargando el 80% de tu 1 RM.
- **Dominadas**: haz 4 series de 3 repeticiones.
- **Planchas**: haz 3 series de 20-45 segundos. Para realizarla:
  - La posición es la misma de la plancha sobre las palmas de las manos, con la diferencia de que aquí también se apoyan los antebrazos.
  - Mientras se mantenga la posición, los brazos deberán estar cerca del costado.

Dia 3:

- **Sentadilla con barra por encima de la cabeza**: haz 5 repeticiones con el 65% de tu 1 RM y luego 5/75%. Para realizarla:
  - Inicia de pie, sosteniendo una barra por encima de la cabeza, con los brazos extendidos pero sin

bloquear los codos. Las manos deben estar un poco más abiertas que cuando realizas la sentadilla tradicional.

◦ Manteniendo la espalda recta, realiza una sentadilla tradicional, evitando que la barra se balancee sobre ti.

◦ Regresa a la posición inicial y repite el ejercicio.

• **Press militar con barra**: haz 2 series de 3 repeticiones, con el 60% de tu 1 RM, y luego 2 series de 3 repeticiones con el 70% de tu 1 RM. Para realizarla:

◦ Inicia de pie, sosteniendo una barra con las manos en pronación por encima de los muslos. Los pies deben estar separados según el ancho de las caderas.

◦ Flexiona los codos para subir la barra a la altura de tus hombros.

◦ Espira el aire y extiende los brazos en línea recta hacia arriba, hasta que la barra quede por encima de tu cabeza. No debes bloquear los codos.

◦ Inspira lentamente e invierte el movimiento para regresar a la posición inicial.

• **Remo con barra**: haz 3 series de 5 repeticiones. Para realizarlo:

◦ La posición es la misma que utilizas para el remo con mancuernas: piernas separadas según el ancho de las caderas, caderas un poco bajas y el torso inclinado un poco hacia delante.

◦ El agarre de la barra debe ser un poco más abierto que el ancho de los hombros, y el movimiento debería llegar hasta que la barra llegue apenas por debajo de los pezones.

Día 4:

• **Sentadilla frontal**: haz 2 repeticiones de calentamiento con el 80% de tu 1 RM, y luego 2 series de 2 repeticiones con el 85% de tu 1 RM.

- **Power clean**: haz 3 series de 2 repeticiones con el 60% de tu 1 RM, y luego 2 series de 5 repeticiones con el 75% de tu 1 RM.
- **Peso muerto rumano**: haz 5 repeticiones con el 70% de tu 1 RM, y luego 2 series de 5 repeticiones con el 75% de tu 1 RM.

SEMANA 2

Día 1:

- **Sentadilla con barra**: haz 2 repeticiones con el 70% de tu 1 RM, y luego 2 series de 3/80%.
- **Press de banca**: haz 3 repeticiones con el 70% de tu 1 RM, y luego 2 series de 3/80%.
- **Remo invertido**: haz 3 series de 8 repeticiones.

Día 2:

- **Power clean**: haz 3 repeticiones con el 60% de tu 1 RM, y luego 3/70% y 2 series de 3 repeticiones con el 80%.
- **Peso muerto**: haz 4 series de 3 repeticiones con el 80% de tu 1 RM.
- **Dominadas**: haz 3 series de 4 repeticiones.
- **Planchas**: haz 3 series de 20-45 repeticiones.

Día 3:

- **Sentadilla con barra por encima de la casa**: haz 5 repeticiones con el 65% de tu 1 RM, y luego 5/70% y 5/75%.
- **Press militar**: haz 2 series de 3 repeticiones con el 60% de tu 1 RM, y luego 2 series de 3/70%.
- **Remo con barra**: haz 3 series de 5 repeticiones.

Día 4:

- **Sentadilla con barra**: haz 3 series de 5 repeticiones con el 80% de tu 1 RM.
- **Power clean**: haz 2 series de 3 repeticiones con el 60% de tu 1 RM, y luego 2 series de 3 repeticiones con el 70% de tu 1 RM.
- **Peso muerto rumano**: haz 2 series de 5 repeticiones

con el 80% de tu 1 RM.

SEMANA 3

Día 1:

- **Sentadilla frontal**: haz 2 repeticiones con el 70% de tu 1 RM, y luego 2 series de 2 repeticiones con el 85% de tu 1 RM.
- **Press de banca**: haz 3 repeticiones con el 70% de tu 1 RM, luego 3/80% y 2 series de 2/85%.
- **Remo invertido**: haz 3 series de 10 repeticiones.

Día 2:

- **Power clean**: haz 2 repeticiones el 70% de tu 1 RM, luego 2/80%, y acaba con 2 series de 2 repeticiones con el 85% de tu 1 RM.
- **Peso muerto**: haz 3 series de 3 repeticiones con el 85% de tu 1 RM.
- **Dominadas con lastre**: haz 3 series de 4 repeticiones. Para realizarlas:
  - La técnica para subir, bajar y tomar la barra es la misma que hemos explicado anteriormente, con la diferencia de que se debe colocar algo de peso extra para dificultar el movimiento. Buenas opciones son: un disco, una mancuerna.
  - Si vas a usar un disco, amárralo a tu cadera con unas bandas de resistencia; si vas a unas una mancuernas amárrala sobre tus empeines.
- **Planchas**: haz 5 series de 10 segundos con peso, y luego 3 series de 60 segundos sin peso. Para agregar el peso, utiliza un disco sobre tu espalda, ubicado en el centro de la misma, de manera que el esfuerzo de sostener el peso se distribuya equitativamente entre el abdomen y los brazos.

Día 3:

- **Sentadilla con barra**: haz 5 repeticiones con el 65% de tu 1 RM, y luego 2 series de 5 repeticiones con el 75% de tu 1 RM.
- **Press militar**: haz 3 repeticiones con el 60% de tu 1 RM, luego 2/70% y acaba con 2 series de 2/80%.
- **Remo con barra**: haz 3 series de 2 repeticiones, con un peso elevado, según tu criterio.

Día 4:

- **Sentadilla frontal**: haz 2 repeticiones con el 85% de tu 1 RM, y luego 2 series de 2 repeticiones con el 90% de tu 1 RM.
- **Power clean**: haz 2 series de 2 repeticiones con el 60% de tu 1 RM, luego 2 series de 2/70% y acaba con 2 series de 1/75%.
- **Peso muerto rumano**: haz 3 repeticiones con el 80% de tu 1 RM, y luego 2 series de 3/85%.

SEMANA 4

Día 1:

- **Press de banca**: haz 5 repeticiones con 60%, 70%, 80% y 90% de tu 1 RM.
- **Sentadilla trasera**: haz 2 repeticiones con el 70% de tu 1 RM, y luego 2 series de 2 repeticiones con el 80% de tu 1 RM.

Día 2:

- **Power clean**: haz 2 repeticiones con el 60%, 70%, 80% y 85% de tu 1 RM.
- **Peso muerto**: haz 5 repeticiones con el 90% de tu 1 RM.

Día 3:

- **Sentadilla frontal**: haz 5 repeticiones con el 70% de tu 1 RM, y luego 5 repeticiones con el 80% de tu 1 RM.
- **Press militar**: haz 2 repeticiones con el 60%, 70%, 80% y 85% de tu 1 RM.

Día 4:

- **Sentadilla con barra por encima de la cabeza**: haz 5 repeticiones con el 80% de tu 1 RM, luego 5/85% y acaba con 5/90%.
- **Power clean**: haz 4 series de 1 repetición con el 60% de tu 1 RM, y luego 4 series de 1/80%.

CAPÍTULO 14. MÉTODO DE ENTRENAMIENTO STRONGLIFTS 5 X 5

Luego de haber construido nuestra base de fuerza, es tiempo de empezar a probar con entrenamientos que nos permitan avanzar hacia niveles superiores, y el método Stronglifts es perfecto para ello.

También conocido como entrenamiento 5 x 5, el método Stronglifts fue creado o al menos popularizado en la década de 1970 por el campeón de levantamiento norteamericano Bill Starr, en su libro *The Strongest Shall Survive: Strength Training for Football*.

Al principio, el método Stronglifts fue pensado como un entrenamiento complementario para deportes con el fútbol americano. Sin embargo, ha demostrado ser un método progresivo y perfecto para quienes desean construir fuerza.

En nuestros días, entrenadores famosos y colaboradores de revistas importantes como Glenn Pendlay o Mark Rippetoe están trayendo nuevamente este método al gimnasio, creando adaptaciones para levantadores de distintos niveles. La rutina que presentaremos a continuación, sin embargo, es la **mejor rutina de fueza para niveles básicos e intermedios** de entrenamiento.

¿EN QUÉ CONSISTE LA RUTINA 5 X 5?

Como su nombre da a entender, una rutina creada con el método 5 x 5 estará compuesta por ejercicios realizados en 5 series de 5 repeticiones. Se trata de una forma efectiva de entrenar, debido a que el trabajo es retador y capaz de estimular todas las fibras con el peso adecuado, pero el rango de repeticiones no llega a ser excesivo.

Este es un resumen general de la rutina que proponemos:

- **Frecuencia**: 3 entrenamientos por semana.
- **Duración**: 12 semanas mínimo. 4 semanas de introducción
- **Distribución**: full-body ABA BAB.
- **Objetivo**: ganancias en fuerza y músculo. Pérdida de grasa corporal.
- **Nivel**: principiante-intermedio.
- **Idóneo para**: cualquiera cuya marca de sentadilla este por debajo del 150% de su peso, peso muerto por debajo del 180% de su peso y press banca por debajo del 130% de su peso. Apto para cualquier deporte donde la fuerza sea necesaria.
- **Dieta a seguir con esta rutina**: hipercalórica. Es posible incluso perder grasa durante el proceso de la misma.

CÓMO APROVECHAR LA RUTINA STRONGLIFTS 5X5

Para que esta rutina genere buenos resultados, es fundamental que se realice con intervalos de descanso cortos. Para esto, los 3 días de entrenamiento se deberían distribuir entre lunes, miércoles y viernes, de modo que solo se deje un día de descanso entre cada día de entrenamiento.

También es importante que llegues a la sala de pesas enfocado en lo que vas a lograr. La buena noticia es que al tener pensados los ejercicios y repeticiones que harás, te será mucho más fácil realizar los ejercicios sin distracciones ni contratiempos.

Esta rutina de 5 x 5 tiene una duración de 12 semanas, durante las cuales las primeras 4 se trabaja con pesos submáximos para preparar el cuerpo. Todos los entrenamientos tienen que ser realizados con técnica perfecta y sin perder en ningún momento la forma.

No dudes en empezar con unos pesos relativamente ligeros, ya que tendrás tiempo de sobra para ir progresando. Cuanto mejores sean tus 4 semanas de preparación, más ganancias tendrás.

ENTRENAMIENTOS DE LA RUTINA 5 X 5

Hay 2 entrenamientos diferentes en esta rutina, a los que llamaremos entrenamiento A y entrenamiento B, que se irán alternando entre los 3 días de la siguiente forma: ABA BAB. Es decir:

- Lunes: A.
- Miércoles: B.
- Viernes: A.
- Se repite el ciclo en la siguiente semana, partiendo de B.

Cada entrenamiento está construido por 3 ejercicios compuestos. Se trabaja con levantamientos básicos que implicarán muchos grupos musculares a la vez lo cual, sin duda, es la mejor forma de desarrollar fuerza y ganar músculo en la menor cantidad de tiempo posible. Con ejercicios de aislamiento nunca conseguirás unos músculos grandes y poderosos.

ENTRENAMIENTO A

- **Sentadilla:** 5 x 5.
- **Press de banca:** 5 x 5.
- **Remo con barra:** 5 x 5.

ENTRENAMIENTO B

- **Sentadilla**: 5 x 5.
- **Press militar**: 5 x 5.
- **Peso muerto**: 1 x 5.

Básicamente, ese es todo el proceso del método Stronglifts. Como ves, es tan simple que es difícil creer los buenos resultados que genera.

PROGRESIÓN DE LA CARGA EN EL MÉTODO STRONGLIFTS

Ahora bien, aunque el **método de entrenamiento Stronglifts** es simple en su esencia, hay muchos otros factores que hay que cuidar. Por ejemplo, el cómo hacer correctamente la progresión de la carga.

Lo primero que debes saber, es que este método se trabaja con series rectas. Esto quiere decir que el peso con que inicies la primera serie efectiva (no de calentamiento), es el mismo peso con que acabarás la quinta serie. La progresión, entonces, no se hará con cada día de entrenamiento, sino al cambiar de día. Es por eso que se debe empezar con pesos submáximos, que se puedan mover con facilidad: porque con cada nuevo día, se debe aumentar unos 2,5 kg.

Dicho todo esto, debes entender desde el inicio que esta rutina solo se hará más difícil con cada día de entrenamiento que pase.

¿POR QUÉ SE UTILIZA ESTA PROGRESIÓN?

Evidentemente, una progresión de este tipo no se puede prolongar demasiado tiempo. Si incluso por unos tres meses resulta bastante retadora, pensar mantener durante todo un año es casi imposible. Sin embargo, mantener una progresión de este tipo a corto plazo puede ser bastante útil, ya que te permite añadir bastante peso, pero sin exceso de trabajo y con suficiente tiempo para que tus fibras se recuperen.

EJEMPLO PRÁCTICO DE LA PROGRESIÓN EN MÉTODO STRONGLIFTS

Para que entiendas la relación entre esta progresión y el avance con cargas submáximas, es útil ofrecer un ejemplo práctico de cómo se hace.

Imagina que tu 1RM en sentadilla es de 80 kg (es solo un ejemplo, así que no te acomplejes ni te extralimites si no es así). En ese caso, deberías empezar el lunes de la primera semana haciendo la sentadilla con 44 kg, y al siguiente día de entrenamiento, que debería ser el miércoles, harías la sentadilla con 46,5 kg o 47 kg, y así sucesivamente.

¿CÓMO CALCULAR EL PESO PARA INICIAR?

Sencillo, 4 semanas x 3 sesiones por semana x 3kg por sesión = 36kg. Es decir, empezarás en todos tus movimientos con 36kg menos de tu repetición máxima. A partir de la semana 4 empezará el trabajo serio, pero para aquel entonces notarás que puedes con facilidad con esos pesos que antes eran tus máximos.

Nunca empieces con menos de 20 kg en sentadilla, press de banca, peso muerto y remo con barra. En caso del press militar el peso mínimo es la barra, ya irás añadiendo peso.

CALENTAMIENTO DEL MÉTODO STRONGLIFTS

El calentamiento debe hacerse siempre en cualquier rutina, incluso en una tan sencilla como la del método Stronglifts. Esto nos pondrá a tono para realizar el ejercicio, evitará que suframos lesiones y aumentará nuestro rendimiento en cada sesión.

Este es un buen método de calentamiento para la rutina de 5 x 5:

- **Serie de calentamiento 1**: haz una serie de 10 repeticiones con el 40% del peso que vayas a utilizar ese día.
- **Serie de calentamiento 2**: haz 1 x 6 con el 50% del peso que vayas a utilizar ese día.
- **Series de calentamiento 3, 4 y 5**: haz 1 x 3 con el 70%, 80% y 90% del peso que vayas a utilizar.

¿POR QUÉ SE DEBE HACER UNA SOLA SERIE DE PESO MUERTO?

El peso muerto es un ejercicio que demanda mucho esfuerzo de tu sistema nervioso central (SNC), por lo cual no es conveniente practicarlo en exceso. Si a la serie efectiva le sumas las series de calentamiento, este será un entrenamiento más que suficiente, del que no se debería abusar.

¿QUÉ SE DEBE HACER ANTE EL ESTANCAMIENTO?

Si llegas un día a entrenar y sencillamente no puedes aumentar más el peso, no te preocupes: ya estás haciendo bastante al mantener una progresión, así que un pequeño estancamiento no es como para castigarse ni sentirse mal.

Si te estancas, lo primero que debes hacer es intentar con ese nuevo peso todos los tres días de la semana, hasta que logres dominarlo. Si al cabo de esa semana no has logrado levantarlo, deberás realizar la primera descarga.

- **Primera descarga**: quita el 10% del peso que utilizas, y sigue con tu rutina y progresión normales desde ahí, como si nada hubiese sucedido.
- **Segunda descarga**: si fallas una segunda vez al intentar levantar el peso que te dio problemas por primera vez, deberás realizar una segunda descarga, esta vez del 20%.

Es importante aclarar que cada vez que tengas que hacer una descarga, pararás el reloj, Es decir, que interrumpirás tu conteo de 12 semanas, y solo lo reanudarás cuando puedas seguir progresando a partir del peso que te causó problemas originalmente.

TRABAJO AUXILIAR

Como sucede con cualquier otra rutina, tendrás que realizar ejercicios auxiliares para mantener la técnica y ayudarte a progresar en los entrenamientos principales. Los ejercicios que escojas, deben ser principalmente ejercicios compuestos, nada de ejercicios que sea solo de aislamiento.

Estos son buenos ejemplos de ejercicios auxiliares que puedes realizar:

- **Bíceps**: dominadas con las manos en supinación.
- **Tríceps**: fondos entre paralelas.
- **Abdominales**: planchas, en sus distintas variantes.
- **Piernas**: zancadas, en distintas variantes.

AÑADIDO A LA RUTINA A

- **Fondos entre barras paralelas con lastre**: haz 3 series de cuantas repeticiones puedas.
- **Sit-ups con lastre**: haz 3 series de cuantas repeticiones puedas. Para realizarlas:
  - Inicia en el suelo, con las piernas flexionas formando una V invertida, y sosteniendo un disco contra tu pecho. Si te sientes capaz, puedes sostener el disco con ambas manos, con los brazos extendidos frente a ti.
  - Este es el tipo de movimiento abdominal más tradicional: consiste, simplemente, en levantar el torso del suelo, hasta quedar sentado. La espalda debe mantenerse lo más recta que sea posible, y debes expulsar el aire lentamente al subir.

AÑADIDO A LA RUTINA B

- **Dominadas supinas lastradas**: haz 3 series, de cuantas repeticiones puedas.
- **Plancha**: haz 3 x 60 segundos.

Si unes todo, las rutinas quedarían así:

RUTINA A

- Sentadilla 5 × 5.
- Press Banca 5 × 5.
- Remo con barra 5 × 5.
- Fondos en paralela lastrados 3 series de la mayor cantidad de repeticiones que puedas.
- Sit-ups lastrados 3 series de cuantas repeticiones puedas.

RUTINA B

- Sentadilla: 5 × 5.
- Press militar: 5 × 5.
- Peso muerto: 1 × 5.
- Dominadas supinas lastradas: 3 series de cuantas repeticiones puedas.
- Planchas: haz 3 series de 60 segundos.

CAPÍTULO 15. MÉTODO 5/3/1 DE JIM WENDLER

El creador del método 5/3/1 se llama Jim Wendler y es un powerlifter profesional, autor de libros sobre entrenamiento de fuerza y colaborador de medios electrónicos de entrenamiento alrededor del mundo. Pero si esas credenciales no te convencen, concéntrate en sus marcas: 454 kg en sentadilla, 306 kg en press de banca y 318 kg en peso muerto. Sin duda, es alguien a tener en cuenta.

La intención de Wendler era crear un entrenamiento de fuerza que fuese sencillo en cuanto a los ejercicios que lo componen, fácil de mantener en el tiempo y retador a la vez para cualquier nivel de entrenamiento. Dados los magníficos resultados que él mismo obtuvo al utilizarlo, sobra decir que logró dar en el clavo.

En este capítulo nos centraremos en detallar los **principios del entrenamiento 5/3/1** y en proponer un ejemplo práctico de rutina que pueda ser aplicado por cualquiera que ya haya desarrollado una base de fuerza suficiente.

PRINCIPIOS BÁSICOS DEL ENTRENAMIENTO 5/3/1

1. USA EJERCICIOS COMPUESTOS CLÁSICOS

Los ejercicios compuestos siempre garantizan buenos resultados, y esta rutina no es la excepción.

Para este entrenamiento 5/3/1, haremos énfasis entonces en press de banca, sentadillas, peso muerto o press militar.

2. EMPIEZA CON BAJA CARGA

Recuerda: empezar con mucho no siempre es bueno. El ser humano progresa no solo de acuerdo con sus expectativas, sino con sus capacidades.

Empezar ligero te permitirá tener un mayor camino por recorrer para progresar, con lo que podrás prolongar tus entrenamientos por mucho más tiempo.

3. HAZ LA PROGRESIÓN LENTAMENTE

Otra frase repetida, pero bastante cierta, es que no siempre llega más quien va más rápido, sino quien es más constante en sus esfuerzos. Es una verdad que se aplica especialmente bien al modo en que se desarrollan las fibras musculares.

4. BUSCA SUPERAR TUS MARCAS PERSONALES

Lo mejor es que no entres fijándote en cuánto levanta tal o cual persona, sino buscando superar siempre tus propias marcas.

El entrenamiento 5/3/1 está muy apegado a este principio, y en sus distintas progresiones te ayudará a romper tus récords a lo largo de períodos de tiempo relativamente extensos.

ESTRUCTURA DEL PROGRAMA 5/3/1

Estructurar un programa de entrenamiento 5/3/1 es bastante sencillo, y se puede lograr sin necesidad de molestar nuestras jornadas semanales normales.

¿CUÁNTOS DÍAS POR SEMANA?

Puedes entrenar 3 o 4 días por semana, siendo el rango de 4 días el más útil.

Cada día se trabajará un ejercicio básico distinto: uno el press de banca, otro el press militar, otro para el peso muerto y otro para la sentadilla.

¿CUÁNTAS SEMANAS POR CICLO?

El entrenamiento se efectúa sobre ciclos que empiezan, acaban y reinician. Cada ciclo de entrenamiento deberá durar entre 4 y 6 semanas Si entrenas 4 días por semana, tus ciclos serán de 4 semanas; si entrenas solo 3 días, tus ciclos de entrenamiento durarán 6 semanas.

¿CUÁNTAS SERIES Y REPETICIONES?

Las series y repeticiones que hagas de cada ejercicio, variarán con cada semana, de la siguiente forma:

- **Primera semana**: harás 3 series de 5 repeticiones de cada ejercicio (3 x 5).
- **Segunda semana**: harás 3 series de 3 repeticiones (3 x 3).
- **Tercera semana**: es la más difícil. Deberás hacer 1 serie de 5 repeticiones, 1 series de 3 repeticiones y luego 1 serie de 1 repetición (5/3/1).
- **Cuarta semana**: aquí puedes realizar una descarga o iniciar un nuevo ciclo.
  - **Si haces la descarga**: esa semana harás 3 series de 5 repeticiones (3 x 5).
  - **Si inicias un nuevo ciclo**: empieza igualmente con 3 series de 5 repeticiones, pero aumentando la carga en relación con lo que levantaste en el primer ciclo.

PROGRESIÓN DE LA CARGA

La progresión de la carga que utilizaremos se basa en la de la rutina *Boring But Big*, que es una de las más efectivas en el método 5/3/1. Se hará aumentando los porcentajes de carga en cada serie y en cada día, con base en el 1 RM. Esto se haría de la siguiente forma:

SEMANA 1 (3 X 5)

- Primera serie: 65% x 5.
- Segunda serie: 75% x 5.
- Tercera serie: 85% x 5.

SEMANA 2 (3 X 3)

- Primera serie: 70% x 3.
- Segunda serie: 80% x 3.
- Tercera serie: 90% x 3.

SEMANA 3 (5/3/1)

- Primera serie: 75% x 5.
- Segunda serie: 85% x 3.
- Tercera serie: 95% x 1 fallo.

SEMANA 4 (DESCARGA 3 X 5)

- Primera serie: 40% x 5.
- Segunda serie: 50% x 5.
- Tercera serie: 60% x 5.

CALENTAMIENTO

Además de las series efectivas, debes realizar algo de calentamiento previo para poner los músculos a tono.

Para cada ejercicio de la rutina, deberás realizar un calentamiento como este:

- 1 serie de 5 repeticiones con el 40% del peso que vas a usar.
- 1 serie de 5 repeticiones con el 50% del peso que vas a usar.
- 1 serie de 5 repeticiones con el 60% del peso que vas a usar.
- Series efectivas.

EJERCICIOS AUXILIARES

Además de los ejercicios básicos que se deben realizar cada día, Wendler recomienda una pequeña lista de ejercicios auxiliares que vienen muy bien para como complemento. Estos ejercicios son:

- Fondos con banco o entre paralelas.
- Zancadas (frontales o laterales).
- Extensiones de espalda.
- Extensiones de tríceps.
- Dominadas con las manos en supinación.

EJEMPLO DE RUTINA 5/3/1

ENTRENAMIENTO 1

- Press militar 3 series:
  - Semana 1: 5 repeticiones 65%, 75% y 85%.
  - Semana 2: 3 repeticiones 70%, 80% y 90%.
  - Semana 3: 5/3/1 repeticiones 75%, 85%, 95%.
  - Semana 4: 5 repeticiones 40%, 50%, 60%.
- Fondos: 5 series de 15 repeticiones.
- Dominadas supinas: 5 series de 10 repeticiones.

ENTRENAMIENTO 2

- Peso Muerto 3 series:
    - Semana 1: 5 repeticiones 65%, 75% y 85%.
    - Semana 2: 3 repeticiones 70%, 80% y 90%.
    - Semana 3: 5/3/1 repeticiones 75%, 85%,95%.
    - Semana 4: 5 repeticiones 40%, 50%, 60%.
- Buenos días: 5 series de 12 repeticiones. Para realizarlos:
    - Inicia de pie, con los pies un poco más separados que el ancho de tus caderas y sosteniendo una barra por detrás de la cabeza, sobre los hombros.
    - Flexiona ligeramente las rodillas a la vez que doblas el torso hacia el frente. Debes bajar hasta que tu torso quede casi paralelo al suelo.
    - Invierte el movimiento para regresar a la posición inicial.
- Elevaciones de piernas: 5 series de 15 repeticiones.

ENTRENAMIENTO 3

- Press Banca 3 series:
    - Semana 1: 5 repeticiones 65%, 75% y 85%.
    - Semana 2: 3 repeticiones 70%, 80% y 90%.
    - Semana 3: 5/3/1 repeticiones 75%, 85% y 95%.
    - Semana 4: 5 repeticiones 40%, 50% y 60%.
- Press banca con mancuernas 5 series de 15 repeticiones.
- Remo con mancuerna 5 series de 10 repeticiones.

ENTRENAMIENTO 4

- Sentadillas 3 series:
  - Semana 1: 5 repeticiones 65%, 75% y 85%.
  - Semana 2: 3 repeticiones 70%, 80% y 90%.
  - Semana 3: 5/3/1 repeticiones 75%, 85% y 95%.
  - Semana 4: 5 repeticiones 40%, 50% y 60%.
- Prensa: 5 series de 15 repeticiones.
- Curl de pierna: 5 series de 10 repeticiones.

REFERENCIAS

- Alexander, R., Gordon, L., Irving, R., McGrowder, D., Martorel, E., Morrisson, E., (...) y Young, R. (2008). Effect of exercise therapy on lipid profile and oxidative stress indicators in patients with type 2 diabetes. *BMC Complementary and Alternative Medicine.*

- Almstedt, H., Canepa, J., Ramírez, D. y Shoepe, L. (2011). Changes in bone mineral density in response to 24 weeks of resistance training in college-age men and women. *Journal of strength and conditioning research.*

- Blair, J., Bunker, D., de Salles, B., Dias, I., Leite, T., Rhea, M. (...) y Simáo, R. (2010). Influence of moderately intense strength training on flexibility in sedentary young women. *Journal of strength and conditioning research.*

- Viana, V. A., Esteves, A. M., Boscolo, R. A., Grassmann, V., Santana, M. G., Tufik, S. y de Mello, M. T. (2012). The effects of a session of resistance training on sleep patterns in the elderly. *European journal of applied physiology.* doi: 10.1007/s00421-011-2219-2

- Bosy, A., Heller, M., Heimsfield, S., Later, W., Muller, M., Wang, Z. y Zang, J. (2011). Evaluation of Specific Metabolic Rates of Major Organs and Tissues: Comparison Between Men and Women. *American Journal of Human Biology.*

- Boyce, L. (2016). 7 Tips for Long-Legged Lifters – How Tall Guys Can Build Strong Legs. *T-nation.com*

- Braith, R. y Stewart, K. (2006). Resistance Exercise Training: Its Role in the Prevention of Cardiovascular Disease. *Circulation: Journal of the American Heart Association.*

- Cassilhas, R., De Mello, M., Grassman, V. y Viana, V. (2007). The Impact of Resistance Exercise on the Cognitive

Function of the Elderly. *Medicine and Science in Sport and Exercise.*

•	Contreras, B. (2014). How to Increase Your Deadlift. *Bretcontreras.com*

•	Gordon, L. A., Morrison, E. Y., McGrowder, D. A., Young, R., Pena Fraser, Y. T., Zamora, E. M., Alexander-Lindo, R. L. e Irving, R. R. (2008). Effect of exercise therapy on lipid profile and oxidative stress indicators in patients with type 2 diabetes. *BMC Complementary & Alternative Medicine.* doi: 10.1186/1472-6882-8-21

•	Gentilcore, T. (2011). Squat Like You Mean It: Tips for a Better Squat. *T-nation.com.*

•	Hasson, H. y Thiele, U. (2011). Employee Self-rated Productivity and Objective Organizational Production Levels. *Journal of Occupational and Environmental Medicine.*

•	Maxwell, K. y Tucker, L. (1992). Effects of weight training on the emotional well-being and body image of females: predictors of greatest benefit. *American Journal of Health Promotion.*

•	Mehdi. (2017). StrongLifts 5×5: The Simplest, Most Effective Workout To Build Muscle, Gain Strength and Get Ripped. *Stronglifts.com*

•	Meisenheimer, K. (1997). Sports Scientists Say Weight Lifting Is Key In Preventing Severe Injuries. *Sciencedaily.com*

•	Melby, C. y Osterberg, K. (2000). Effect of acute resistance exercise on postexercise oxygen consumption and resting metabolic rate in young women. *International Journal of Sport Nutrition and Exercise Metabolism.*

•	Men's Fitness. (2016). Meal Plan for Every Guy. *Bodybuilding.com*

•	Shaw, S. (2014). 20 Things to Know Before Barbell Squatting. *Muscleandstrength.com*

•	Skinner, T. (2016).Squat/Pull/Press: A 4-Week Strength Challenge. *Breakingmuscle.com*

•	Smith, K. (2012). How Do I Find My One Rep Max?

Alirio Vera Morales

Greatist.com